现代肿瘤综合治疗进展

◆ 主编 王长宾 王 康 魏丽丽 解英慧 刘 树 ◆

中国出版集团有限公司

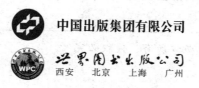
世界图书出版公司
西安 北京 上海 广州

图书在版编目（CIP）数据

现代肿瘤综合治疗进展/王长宾等主编.—西安：
世界图书出版西安有限公司，2023.5
ISBN 978-7-5232-0380-4

Ⅰ.①现… Ⅱ.①王… Ⅲ.①肿瘤－治疗 Ⅳ.①R730.5

中国国家版本馆CIP数据核字（2023）第081107号

书　　名	**现代肿瘤综合治疗进展**	
	XIANDAI ZHONGLIU ZONGHE ZHILIAO JINZHAN	
主　　编	王长宾　王　康　魏丽丽　解英慧　刘　树	
责任编辑	张　丹	
装帧设计	济南睿诚文化发展有限公司	
出版发行	**世界图书出版西安有限公司**	
地　　址	西安市雁塔区曲江新区汇新路355号	
邮　　编	710061	
电　　话	029-87214941　029-87233647（市场营销部）	
	029-87234767（总编室）	
经　　销	全国各地新华书店	
印　　刷	山东麦德森文化传媒有限公司	
开　　本	787mm×1092mm　1/16	
印　　张	11.5	
字　　数	200千字	
版次印次	2023年5月第1版　2023年5月第1次印刷	
国际书号	ISBN 978-7-5232-0380-4	
定　　价	128.00元	

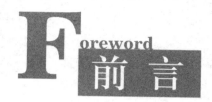

前　言

　　恶性肿瘤是目前严重危害人类健康的重要疾病之一。随着人类生活方式的改变和生活水平的提高，包括我国在内的世界各国的肿瘤发病率与死亡率都逐年升高，积极预防和控制肿瘤已经成为绝大多数国家和地区的重要卫生防控任务。

　　近年来，新的医疗技术、设备不断应用于临床诊疗，新的靶向药物不断研究开发，都使肿瘤的诊断和治疗取得了前所未有的成就，患者的生活质量也获得了较大的提高。为了将临床肿瘤诊治现状与新进展、新理论和新技术融合为一体，以解决临床诊疗中遇到的重点、疑点问题，我们特组织一线临床医师在参考具体临床实践经验的基础上结合大量最新相关资料编写成本书。

　　本书从临床实际出发，力求用最简洁的方式介绍临床常见肿瘤的治疗方案。本书介绍了各系统肿瘤的临床诊疗，包括肿瘤的病因、发病机制、病理分型、分期、临床表现和各种治疗方法（如药物治疗、手术治疗、放射治疗）等内容。本书结构严谨、层次分明，注重科学性、实用性的有机统一，力求反映临床诊疗实际和便于临床参考应用，更好地提高临床治疗效果。本书适合临床从事肿瘤专业的医师、进修人员、实习生和医学院学生等参考使用。

　　由于编写时间仓促及编者们经验和学识有限,书中存在的不足之处,恩请广大读者与专家更正和完善。

《现代肿瘤综合治疗进展》编委会

2023 年 2 月

Contents
目 录

第一章　神经系统肿瘤诊疗 …………………………………………………（1）

　　第一节　鞍区肿瘤 ………………………………………………………（1）

　　第二节　脑膜瘤 …………………………………………………………（9）

　　第三节　脑转移瘤 ………………………………………………………（14）

　　第四节　表皮样囊肿 ……………………………………………………（17）

第二章　呼吸系统肿瘤诊疗 …………………………………………………（21）

　　第一节　原发性气管癌 …………………………………………………（21）

　　第二节　肺部转移瘤 ……………………………………………………（24）

　　第三节　纵隔肿瘤 ………………………………………………………（29）

第三章　消化系统肿瘤诊疗 …………………………………………………（35）

　　第一节　食管癌 …………………………………………………………（35）

　　第二节　胃癌 ……………………………………………………………（46）

　　第三节　原发性肝癌 ……………………………………………………（70）

　　第四节　转移性肝癌 ……………………………………………………（85）

第四章　血液系统肿瘤诊疗 …………………………………………………（96）

　　第一节　急性白血病 ……………………………………………………（96）

　　第二节　慢性粒细胞白血病 …………………………………………（120）

　　第三节　慢性中性粒细胞白血病 ……………………………………（125）

　　第四节　慢性淋巴细胞白血病 ……………………………………（128）

第五章　女性生殖系统肿瘤诊疗 ………………………………………（136）

　　第一节　子宫颈癌 ……………………………………………………（136）

　　第二节　子宫内膜癌 …………………………………………………（152）

　　第三节　卵巢肿瘤 ……………………………………………………（161）

　　第四节　输卵管肿瘤 …………………………………………………（169）

参考文献 …………………………………………………………………（175）

第一章

神经系统肿瘤诊疗

第一节 鞍区肿瘤

一、垂体瘤

垂体呈豌豆状,重约 0.6 g,位于颅中窝蝶骨体上部的垂体窝内。尽管体积很小,但其却具有多种内分泌功能,在代谢、生长发育和生殖等方面均发挥着重要的生理作用。垂体主要由两部分组成:腺垂体和神经垂体。腺垂体又分为远侧部、结节部和中间部,而神经垂体则包括神经部和漏斗两部分。垂体借漏斗与下丘脑相连;远侧部和结节部合称垂体前叶,中间部和神经部则构成了垂体后叶。绝大多数垂体瘤均起源于腺垂体。在腺垂体中主要包含六种细胞,对应地分泌六种垂体激素。

垂体瘤是鞍区最常见的良性肿瘤,其患病率居颅内原发性肿瘤的第三位。垂体瘤在各年龄均可发生,但以 30 至 60 岁为发病高峰期。一般认为,垂体瘤的患病率占到了颅内原发性肿瘤的 10%～15%,但在尸检中的发现率为 20%～30%。据尸检数据,垂体瘤的发生并不存在明显的性别差异,但多项临床数据显示,行手术切除的病例中女性患者明显多于男性。造成这种差异的原因可能是由于垂体瘤引起的症状在女性表现得更为明显而得到重视,从而因及时就诊而得以诊断与治疗。

在临床分类方面,常以肿瘤大小进行分类,<1 cm 者为垂体微腺瘤,介于 1～3 cm 间者为垂体大腺瘤,>3 cm 者为垂体巨腺瘤;亦常根据肿瘤细胞的分泌产物进行分类,如 PRL 型腺瘤、GH 型腺瘤、ACTH 型腺瘤、TSH 型腺瘤等,需注意的是,一种类型的垂体瘤可分泌多种激素。

(一)病因及发病机制

垂体腺瘤是一种多致病因素、多阶段发生的肿瘤。目前对其病因尚未明了,认为与遗传素质、内分泌及下丘脑因素、特殊基因突变有关。

发病机制目前主要有两种不同的观点,垂体肿瘤的发生:①与下丘脑神经核团释放的促进与抑制因子调节失常,导致垂体细胞激素异常分泌有关;②是由于垂体腺细胞的异化增生。

目前已知,其肿瘤细胞的发生是单克隆过程,只有部分 ACTH 腺瘤为多克隆过程。也就是说,腺瘤的发生可能是来自单个垂体细胞的瘤变。在散发性腺瘤病例中,*GSP* 基因受到了广泛重视。*GSP* 基本可编码 G 蛋白的 α 亚基,参与生长激素的分泌过程。*GSP* 的突变被认为与生长激素型垂体瘤密切相关,在40%的 GH 型腺瘤中发现有 *GSP* 基因的突变。

临床上,家族性垂体瘤病例的发病年龄往往较小,且瘤体相对较大。研究发现约有15%的家族性垂体瘤病例中存在 *AIP* 基因的突变。正常状态下,这种分子伴侣可能起到了肿瘤抑制的作用,当其发生突变时,抑制作用减弱,导致了肿瘤的发生。

随着进一步的研究,越来越多的相关基因与分子被发现与垂体瘤的发生密切相关。有些基因改变被认为是特异性发生在某些类型的垂体瘤中,比如 FGFR4-G388R 据认为与生长激素腺瘤有关。除了基因本身的突变外,"基因外改变",如 DNA 或蛋白质的修饰,也可能在垂体瘤发生中扮演了重要角色。在诸多因素的综合作用下,最终导致了垂体瘤的发生。

(二)临床表现

垂体瘤的临床症状表现多样,但可总体分为激素增多、激素缺乏与占位效应三类,其中以激素增多引起的内分泌症状最为常见如垂体瘤的泌乳-闭经综合、生长激素瘤的肢端肥大症、ACTH 瘤的 cushing 综合征等;当肿瘤组织压迫正常垂体、下丘脑等区域时,会阻碍垂体正常的激素分泌,造成激素缺乏;当肿瘤体积较大时,产生占位效应,压迫邻近神经、血管、脑膜等结构,引起头痛、视力视野改变等占位性症状。

(三)诊断及鉴别诊断

随着神经影像技术的日益进步,垂体瘤的诊断率正逐渐提高,特别是体积小的垂体微腺瘤及无明显临床症状的非功能性腺瘤。目前诊断仍需影像和内分泌检查两方面的资料。

内分泌诊断仍是垂体瘤诊断的重要标准。即使是体积小的垂体瘤仍可引起明显的内分泌改变。泌乳素腺瘤所引起的血泌乳素增高水平据认为与腺瘤体积密切相关;对于泌乳素腺瘤,大部分病例的血泌乳素要高于 250 ug/L。在 GH 型腺瘤患者,诊断还需辅以激素水平,如 GH(要高于 0.4 ug/L)、IGF-1 等。在 ACTH 型腺瘤患者,糖耐量低减、性腺功能紊乱,查血 ACTH、尿皮质醇水平或行地塞米松抑制试验可辅助诊断。

尽管目前的影像水平已较先进,但仍有一些体积小的微腺瘤难以在检查中发现。建议患者在术前术后行轴位、冠状位和矢状位的全方位扫描,以明确肿瘤的存在、位置、形态、与周围神经血管的关系等,以便使患者最大限度地受益。另外,在做出诊断时应注意与一些此位置常见病症相鉴别,如颅咽管瘤、脑膜瘤、胶质瘤、鞍区胚生殖细胞肿瘤、脊索瘤、Rathke's 囊肿、鞍内囊肿、垂体良性增生等;上述病变多无内分泌激素异常,结合脑部 MRI 检查可为鉴别诊断提供有益信息。

(四)治疗及预后

目前治疗手段主要有药物治疗、经蝶切除、开颅切除及立体定向放射治疗几种。由于泌乳素腺瘤往往于服用药物(如溴隐亭)后可得到良好的控制,其首选的治疗方法为药物治疗而非手术切除。在所有的手术方式中,经蝶手术因其具有创伤小、手术时间短、并发症少等优点,目前已成为首选的手术治疗方式。除少数病例(如肿瘤向鞍外侵犯)不适选此术式而需选用开颅切除等外,大多数的垂体瘤均可经蝶入路得到满意的切除。

自 20 世纪 70 年代以来,手术显微镜在垂体瘤的切除中发挥了巨大的作用。显微镜下垂体瘤切除是过去数十年中切除垂体瘤的主要方式,手术效果也令人满意,手术病死病残率低。神经内镜是近年来发展的一项新技术,自 1992 年被首次应用于垂体瘤的切除以来,正日益得到临床上的重视与肯定。

两者相比,何者更具优势,目前仍没有一个确切的结论。一种观点认为,传统的显微镜下经蝶切除术,为广大神经外科医师所熟悉,所使用的手术器械也经多年应用被证明是安全有效的,显微镜下观察术野具有真实的立体感,这些因素都有利于手术的顺利进行并可降低术后并发症的发生。也有观点认为,内镜下经蝶垂体瘤切除术,创伤更小,具有更广的视野范围,可保证术中更大范围的肿瘤切除。解剖研究显示,内镜下可提供更广范围的视野,这也是内镜手术的一个客观优点。目前已有一些研究试图对二者的治疗效果进行比较。一项研究对两者进行了系统的比较,发现内镜手术在减少平均住院日、手术时间、术后并发症方面略优于显微手术,但两者在术后激素水平的改善和术后肿瘤残留等方面并没有明显的不同。另一前瞻性随机试验发现二者的治疗效果不存在显著差异,但内镜手术在显示肿瘤边界、减少术中出血和术后并发症等方面具有一定优势。亦有研究显示两者不存在明显的效果差异,但内镜手术可使术后并发症的发生率增高。就目前此方面的研究来看,并没有证据显示内镜和显微镜下经蝶垂体瘤切除术间存在明显的差异,这也有待进一步的研究去探求。但神经内镜在颅底病变切除的应用上有很大的潜力。

手术切除是垂体瘤的首选治疗方式,但对于体积小、尚无明显临床症状、不适于进行手术或拒绝手术的患者,立体定向放射治疗则提供了一个有益的选择。目前我国医院多采用 γ 刀来进行立体定向放射治疗,具有创伤小、恢复快等优点。γ 刀是 20 世纪瑞典科学家发明的一种立体定向放射装置,其放射源是 Co60,依据其发生的射线性质:发射线为 α 射线,α 射线在衰变的过程中演变为 β 射线,β 射线再衰变为 γ 射线,射线从 α 衰变至 γ 射线,其波长将变短,而组织穿透力将增强,射线的衍射能力将减弱,γ 射线经过内外准直器的作用,方向性将变得更好,再加其较强的穿透力,将 201 个钴源所发生的 γ 射线集中到一点,就可以形成较高的能量,以对靶点起到辐射作用。

功能性腺瘤的种类较多,不同类型的腺瘤在治疗剂量、起效时间和治疗有效标准等方面均存在差异。据最近的一项研究报道,对于功能性腺瘤总体而言,在平均随访期为 96 个月的情况下,44.7% 的患者可于放射治疗术后得到缓解,平均起效时间为 42.6 个月。对于非功能性腺瘤,Lee CC 的一项研究显示,在其 41 例随访病例中,有 85% 在放射治疗 10 年后仍可得到有效控制。对于选择行放射治疗的患者,在治疗前要结合患者的影像资料进行详尽周密的规划,尽可能地预防术后水肿、激素缺乏、神经损伤(主要是视神经)等并发症的发生。

术中磁共振(iMRI)的应用是垂体瘤治疗上的又一进展。术中磁共振包括低场强和高场强两种类型。其中低场强 MRI 具有成本低、不影响正常手术器械的术中应用等优点,但成像质量并不算高,且可采集的图像序列亦有限,这些限制因素都可能会影响其应用价值。高场强 MRI 则相对能提供更高的成像质量及更多的成像序列,并可缩短成像时间,但机器所需占用的手术室空间及机器本身的价格等,都是需要考虑的因素。就目前来看,尽管术中 MRI 理论上可以为手术带来益处,如术中及时发现肿瘤残余,但因各种因素的客观限制,其应用仍不广泛。

药物治疗主要是针对功能性腺瘤而言。应用多巴胺受体激动剂（如卡麦角林、溴隐亭），使其选择性作用于多巴胺 D2 受体，可以抑制垂体瘤分泌泌乳素。因为约有 80% 的 ACTH 腺瘤细胞亦表达 D2 受体，故应用多巴胺受体激动剂也可对其起到治疗作用。同时需注意的是，麦角胺衍生物有导致多发性纤维化的可能，应用时需注意用量及疗程。据 Colao A 报道，服用卡麦角林治疗的垂体瘤患者中，在停服药物 24～96 月后，大多数泌乳素微腺瘤的患者及约 50% 的大腺瘤患者的病情仍可得到满意的控制。而据另一项报道，在停服药物后，有 21% 的泌乳素微腺瘤和 16% 的大腺瘤患者的血泌乳素水平仍处于正常范围。

生长抑素衍生物，如兰曲肽、奥曲肽，可抑制生长激素的分泌和缩小肿瘤。Pegvisomant 是近年出现的新一类肢端肥大症治疗药，是 GH 类似物，是将对 GH 生物活性有重要作用的第 120 位的甘氨酸替换成赖氨酸，以及另外 8 个氨基酸残基的改变而成为 GH 类似物，并 PEC 化从而延长了其在循环中半衰期及减少肾的清除，增进临床有效性，是高度选择性的 GH 受体阻滞剂，具有阻断 GH 的作用，是目前最有效的阻断 GH 作用的药物。

地塞米松和类固醇可以抑制腺瘤细胞 SSTR2 受体的表达，而目前认为奥曲肽的作用机制即为抑制 SSTR2 受体的作用，并且，大多数的 ACTH 型腺瘤细胞都主要表达 SSTR5 受体而非 SSTR2 受体。最近关于药物帕瑞肽的研究显示，其对 SSTR5 受体具有高度亲和性，并同时对 SSTR1 和 SSTR2 受体亦有一定的亲和性。因此，帕瑞肽有望成为治疗 ACTH 型垂体瘤的新药物。另外有研究显示，维 A 酸可以抑制 ACTH 的分泌及腺瘤细胞的增殖，其主要通过 RAR 受体和 RXR 受体发挥作用，且可选择性作用于 ACTH 型腺瘤。其不仅在体外实验中被证实有效，且目前已有研究显示其在生理情况下可明显抑制 ACTH 的分泌，但其临床应用价值仍需更详尽的研究来证实。

二、颅咽管瘤

颅咽管瘤是一类位于颅内蝶鞍区或鞍旁的中枢神经系统良性肿瘤。颅咽管瘤起源自胚胎时期颅咽管的残存上皮组织或 Rathke 囊（釉质型），或由胚胎时期口凹的残存鳞状上皮细胞化生而来（鳞状乳头型）。通常隐匿起病，大多数患者就诊时有神经系统症状（头痛、视力视野损害）和内分泌紊乱。每年新诊断出的颅咽管瘤发生率为 (0.13～2)/10 万人。性别和种族对于颅咽管瘤发病率无影响。颅咽管瘤患者的年龄分布呈双峰趋势，5～14 岁儿童与 65～74 岁成人发病率最高。在儿童群体中，颅咽管瘤占所有肿瘤的 5%，占鞍区/鞍旁肿瘤的 50%。

(一)病因及发病机制

颅咽管瘤包括两组组织学类型:釉质型见于儿童,与发生于口咽部的成釉质肿瘤类似;鳞状乳头型主要见于成人。由于这两种类型的肿瘤都发生于鞍区,而其组织学特点却不尽相同,因此对于颅咽管瘤的起源主要有以下两种解释。①胚胎起源理论:认为釉质型颅咽管瘤起源于胚胎时期颅咽管或者 Rathke 囊的残存上皮组织。颅咽管和 Rathke 囊都起源于口凹,而口凹则将发育为牙原基;②化生理论:认为鳞状乳头型颅咽管瘤起源于口凹的鳞状上皮细胞化生。这些鳞状上皮细胞本应发育为颊黏膜。

(二)病理

颅咽管瘤边界消失,其肿瘤大小、生长方式及形态可有何大差别。肉眼可见其表面多为光滑的圆形,也可为结节状或不规则状,多数肿瘤为囊性或部分囊性。

囊内液体有黄色、淡褐色、暗黑色甚至乳白色的液体,放置后不凝固,囊液中可见闪亮的胆固醇结晶漂浮或悬浮。囊壁常有钙化,若实性部分钙化往往十分坚硬,这是颅咽管瘤的重要特征。显微镜下,肿瘤主要由成片的鳞状上皮构成,上皮结构多较清楚,是典型的复层鳞状上皮组织结构。鳞状细胞的中心部位除易于角化外,可见到肿瘤细胞的退行性变;腔内散在淋巴细胞、单核细胞、吞噬细胞、胆固醇结晶和一些新生物的毛细血管等。在上皮团块之间有时可有大片的角化和钙化,少数病例中可见骨化,出现角化物和钙化是颅咽管瘤重要特点。肿瘤周围组织内炎性反应是其另一特点。

根据组织形态可将其分为三型,即:①上皮型;②牙釉质型;③梭形细胞型。梭形细胞型属于恶性肿瘤。

(三)临床表现

颅咽管瘤大多生长缓慢,症状常隐匿发生,从症状发生到获得诊断通常需1~2 年时间。常见的症状如下。

1.颅内压升高

头痛、恶心和呕吐多由于肿瘤本身的占位效应或继发的脑积水引起。脑积水多由于室间孔、三脑室或中脑导水管阻塞引起。

2.内分泌紊乱

内分泌功能通常受抑制,例如甲状腺功能低下、直立性低血压、侏儒症、尿崩、阳痿和闭经。但同样可能有内分泌功能亢进的表现,如儿童性早熟,或者发生于成人的肥胖症。

3.视力视野损害

最常见的视野损害是由于视交叉受压导致的双眼颞侧偏盲,但部分患者可有同向偏盲、视盲点扩大以及视神经萎缩和视盘水肿。

其他的临床表现包括化学性脑膜炎(囊液破入到蛛网膜下腔所致)、癫痫、智力发育缓慢、情绪不稳以及淡漠。

(四)辅助检查

1.影像学检查

典型的颅咽管瘤影像学表现是位于鞍区/鞍旁的囊实性占位,伴有钙化。肿瘤可位于鞍上(75%)、鞍内(5%)或同时侵犯鞍上及鞍内(20%)。鞍上型颅咽管瘤又可依据肿瘤与三脑室以及视交叉的关系而分为不同的亚型。肿瘤钙化在CT图像上显示最明确,而磁共振成像则能够更精确地勾画出肿瘤轮廓,并反映肿瘤和下丘脑的关系,因此 MRI 常常被用作手术规划的依据。磁共振血管造影(MRA)不仅能够显现出被肿瘤包绕的血管,更能够为肿瘤与血管畸形的鉴别提供依据。

2.内分泌学检查

内分泌学检查包括生长激素、甲状腺激素、黄体生成素和卵泡刺激素的检查,这些检查应与血皮质醇水平检查共同进行,同时还应测定尿比重。另外,骨龄测定以及针对年轻女性的卵巢超声检查也同样有帮助。最理想的状态是在术前即纠正患者的所有内分泌功能紊乱,至少应纠正低皮质醇血症以及尿崩。

3.眼科学检查

视力和视野检查对判断病情是必要的,此外,还可以进行一些额外的检查如视神经盘视诊(排除视盘水肿)以及视觉诱发电位。

4.组织学检查

颅咽管瘤细胞较小,与上皮细胞较相似,镜下可见大量微囊腔。其他表现包括透明样变及钙化结构、胶原、成纤维细胞、异物性巨细胞以及偶可见胆固醇裂隙。

(五)诊断及鉴别诊断

颅咽管瘤的诊断主要依据患者的临床表现(神经系统和内分泌系统症状)和影像学表现(蝶鞍区钙化的囊实性占位),确诊需要依靠组织学检查。

鉴别诊断主要包括以下几方面。

1.先天性畸形

蛛网膜囊肿和 Rathke 囊肿。

2.其他肿瘤

垂体腺瘤、转移瘤、脑膜瘤、表皮样和皮样囊肿、下丘脑-视神经胶质瘤、下丘脑错构瘤、畸胎瘤等。

3.感染性/炎性包块

嗜酸性肉芽肿、淋巴细胞性垂体炎、肉样瘤病、梅毒以及结核。

4.血管畸形

颈内动脉动脉瘤或前交通动脉瘤,动静脉畸形等。

(六)治疗及预后

治疗可分为两种不同的策略。第一种方案是争取全切肿瘤;第二种方案是部分切除肿瘤,缩小肿瘤体积以解除对视神经的压迫,并重建脑脊液循环通路,之后辅以放射治疗。

为了试图权衡手术切除的优势以及与之相关的致残率风险,近来有学者提出术前对颅咽管瘤进行分级,这种分级的参考依据是肿瘤对下丘脑侵犯的程度,而非以往仅仅根据解剖学部位进行分类。在这种分级方式中,0 级表示肿瘤没有侵犯下丘脑,1 级表示下丘脑受压上抬,但下丘脑仍可见,而 2 级表示下丘脑受压严重以至于难以从影像学上分辨。在一项对于 66 例儿童患者进行的研究中发现,术前分级越高,则术后致残的可能性越高,二者显著相关。因此有学者建议,对于 0-1 级的肿瘤,可以尝试全切,而对于 2 级的肿瘤,可以行肿瘤部分切除,与下丘脑关系密切的肿瘤组织不必强行切除。尽管如此,需要强调的是,不管采用哪种手术方案,手术风险都是存在的。尽管上述分级方式是在针对儿童患者的研究中提出的,它对于成人患者也同样适用。有部分证据表明,发生于成人的颅咽管瘤较儿童颅咽管瘤而言较少侵犯下丘脑,尽管如此,近来有大样本的数据证明,在成人患者中大约只有 50% 病例能够获得全切,这个数据与儿童患者相似。

由术后 MRI 证实的残余肿瘤常常以外照射放疗(EBRT)治疗,立体定向放射治疗也经常使用。

少数患者的颅咽管瘤呈单纯囊性,治疗上可选择以立体定向技术置入导管抽吸囊液,进一步地治疗,包括囊内放射治疗(钇-90 或磷-32)或化疗(博莱霉素)也获得了部分成功。全身性的化疗并不推荐使用,全身性使用 α 干扰素收效甚微,但囊内应用可获得一定效果。

患者的视力视野障碍在术后常常得到一定程度缓解,但患者需要终生接受眼科医师的随访。与之相反,患者的内分泌障碍常持续存在,尽管手术本身可能并未加剧这种障碍。肥胖见于 50% 的患者,而约 80% 的患者需使用 1～2 种内分泌激素替代治疗。持续性尿崩见于 75% 的成人和 90% 的儿童。显然,终生的内分泌学随访是必要的。

患者的总体 5 年生存率为 80%,但儿童的 5 年生存率更高(85%)。然而,即使患者存活也可能伴随着明显的残疾。

对侵及下丘脑的颅咽管瘤进行全切,虽然困难但却是可以实现的。不过这种方案会带来 10% 的术后死亡率,而且即使肉眼全切,仍有 15% 复发的可能。若患者术后出现下丘脑功能障碍(多食、肥胖、行为改变、记忆障碍、自主神经功能紊乱等)或神经心理学改变如注意力下降、感知编组困难、形象记忆下降,则预后多不理想,即使采用激素替代治疗,也对会日常生活产生明显影响。在针对儿童患者的研究中表明,对侵及下丘脑的肿瘤行部分切除加术后放疗,患者的 5 年生存率为 80%,这与文献记录的行全切术后的患者 5 年生存率相仿。尽管部分切除加术后放疗的方式没有生存率方面的优势,但可以明显减少患者术后下丘脑功能障碍的发生率。

第二节　脑　膜　瘤

脑膜瘤起源于脑膜及脑膜间隙的衍生物;它们大多来自蛛网膜帽状细胞,也可能来自硬脑膜成纤维细胞和软脑膜细胞,亦可发生于任何含有蛛网膜成分的地方;是成人中枢神经系统第二常见的肿瘤,约占颅内肿瘤的 20%;大部分为良性,生长缓慢,好发于 45 岁左右,女性患者多见,男女比例约为 1:2,但高级别脑膜瘤在男性中更常见。随着现代外科手术技术不断进步及基因、免疫治疗等手段快速发展,绝大多数脑膜瘤通过外科手术辅以适当的放射疗法等是可以治愈的。

一、病因及发病机制

病因目前尚不清楚,可能与一定的内环境改变或基因变异等多个因素相互作用有关,并非单一因素造成的;但较为一致的意见认为脑膜瘤来源于蛛网膜帽状细胞。这主要是因为:①蛛网膜细胞是一种网状内皮系统的细胞,具有演变成其他细胞的能力,这也是脑膜瘤具有多种细胞形态类型的原因;②蛛网膜向硬膜伸进许多突起,形成了蛛网膜绒毛,可以扩张形成蛛网膜颗粒,它主要分布于颅内静脉窦和大静脉的主要分支附近,以及颅底的鞍区、嗅沟、上斜坡及颅底神经出颅骨孔附近,而这正是脑膜瘤临床上好发部位;③少数脑膜瘤发生在不附着脑膜的部位,如脑室内、脑实质内等可能与异位的蛛网膜细胞或脉络丛细胞有关。④蛛网膜绒毛细胞巢在显微镜下呈螺旋状排列,有钙化的沙粒样小体,这些与脑膜瘤的结构类似。

脑膜瘤的发生可能还与脑外伤、放射性照射、乳腺癌、性激素及其受体、家族史等因素相关。这些病理因素的共同特点是它们可能诱发细胞染色体突变,或使细胞分裂速度增快。通常情况下,蛛网膜细胞的细胞分裂速度缓慢,而上述因素加速了细胞分裂速度,并可能最终导致了肿瘤的发生。

二、病理

脑膜瘤的形状与生长与部位有关系,多呈球形或结节形,宽基底与硬脑膜紧密粘连,少数为扁平型。球形脑膜瘤多有包膜,与周围脑组织边界清晰。依据肿瘤供血与病理亚型不同,肿瘤质地也常不一致;沙粒体和纤维型脑膜瘤质地很硬,而内皮型质地脆软,肿瘤基底一般与硬脑膜粘连,少数孤立与硬脑膜无关联,肿瘤大部或少部分嵌入或压迫邻近脑组织,少有脑组织浸润,但常见侵犯硬脑膜和静脉窦。瘤内坏死可见于恶性脑膜瘤。脑膜瘤有时可使其邻近的颅骨受侵犯而增厚或变薄。常见的脑膜瘤有以下各型。

(一)内皮型

内皮型是最常见的类型。多见位于大脑镰、蝶骨嵴和嗅沟脑膜瘤。肿瘤由排列成片状的肥胖的多角形细胞组成。细胞的大小形状变异很大,胞核圆形,染色质细而少,可有1~2个核仁,胞浆丰富均匀。瘤细胞里向心性排列成团状或呈条索状,细胞之间血管很少,无胶原纤维。

(二)成纤维型

由成纤维细胞和胶原纤维组成,瘤细胞呈长梭形如同成纤维细胞一样排列成束状或相互交织排列。细胞间有大量粗大的胶原纤维、沙粒小体不常见。

(三)血管型

在典型脑膜瘤背景下见大量血管,可有血窦及微血管,血管外壁或间质中的蛛网膜上皮细胞呈条索状排列,胶原纤维很少。

(四)沙粒型

瘤内含有丰富的沙粒体,细胞排列成漩涡状,血管内皮肿胀,玻璃样变后钙化。

(五)混合型

此型脑膜瘤中含上述四型成分,但不能肯定以哪种成分为主时,可称为混合型脑膜瘤。

(六)恶性脑膜瘤

恶性脑膜瘤生长较快,向周围组织内生长,瘤细胞常有核分裂象,易恶变为肉瘤。在上述良性脑膜瘤中,以血管型脑膜瘤最常发生恶变。另外,恶性脑膜瘤可发生颅外转移,多向肺转移,也可以经脑脊液在颅内种植。

(七)脑膜肉瘤

肿瘤发生即具有肉瘤的形态特点,临床较少见,多见于 10 岁以下儿童;病情进展迅速,术后很快复发,可见远处转移。

三、临床表现

脑膜瘤按其起源部位命名,如大脑凸面、矢状窦旁、大脑镰旁、蝶骨嵴、嗅沟、鞍结节、鞍旁、小脑幕和脑桥小脑角脑膜瘤等。肿瘤属生长缓慢的占位病变,因肿瘤压迫邻近脑组织和相应的神经而产生相应的症状与体征,这与肿瘤生长部位,生长速度有直接关系。脑膜瘤最常见的症状和体征是头痛和癫痫发作,且往往是首发症状。依据肿瘤发生部位不同,还可出现视力、视野、嗅觉或听觉障碍及肢体运动障碍等。颅内压增高症状多不明显,许多患者仅有轻微头痛,尤其在老年人。老年人多以癫痫发作为首发症状。因肿瘤长得缓慢,往往肿瘤体积大而无明显临床症状;但需警惕哑区的肿瘤长得巨大,而脑组织失代偿时,患者可以在短期内出现颅内高压表现,甚至突发脑疝危及生命。邻近颅骨的脑膜瘤往往会侵犯颅骨造成骨质的变化。

四、辅助检查

(一)头颅平片检查

由于脑膜瘤解剖上与颅骨的密切关系,以及共同的供血途径,极易引起颅骨的各种改变,头颅平片的定位征出现率可达 36%～77.5%。颅内压增高症在没有 CT 诊断的情况下可达 70% 以上。主要表现如下:①局限性骨质改变,如骨增生、骨破坏等;②血管压迹的改变;③肿瘤钙化。

(二)脑血管造影检查

可帮助肿瘤定位及定性;并可了解肿瘤的血液供应,有助术前评估及准备;对供血丰富的肿瘤,术前栓塞主要供血血管可显著减少术中失血,降低手术风险。

（三）CT 扫描检查

CT 扫描无创、方便、定位精准，是当前发现肿瘤的重要手段之一。脑膜瘤在 CT 上表现为宽基底与颅骨或硬脑膜相连的略高或等密度肿块，有明显均一的强化，肿瘤边界清晰，大多数肿瘤可做出定位定性诊断。

（四）磁共振扫描检查

磁共振扫描是目前诊断脑膜瘤的主要手段。磁共振扫描具有多维、多序列成像、抗干扰能力强及高分辨率的优点，能清楚显示肿瘤与周围重要血管和其他重要结构的关系，特别是对颅底、后颅窝和眶内肿瘤的诊断和治疗提供了更丰富的信息。

五、诊断及鉴别诊断

脑膜瘤的主要诊断依据如下。①肿瘤形态学：即肿瘤的外形、部位以及其占位效应；②典型的影像学表现：肿瘤在 CT 的密度及 MRI 的信号强度、"脑膜尾征"及其增强后的表现；③其他：如颅骨受累、钙化，血管扩张受压，确认供血动脉和引流静脉。

不同部位脑膜瘤需与相应部位其他肿瘤相鉴别：如①幕上脑膜瘤需与脑胶质瘤、转移瘤等鉴别；②鞍结节区脑膜瘤应与垂体瘤等相鉴别；③位于 CPA 区的脑膜瘤应与听神经瘤、三叉神经鞘瘤和胆脂瘤等相鉴别。

六、治疗及预后

（一）手术治疗

手术治疗脑膜瘤仍是最直接、最有效的选择，治疗的关键是控制肿瘤出血及尽可能保护周围重要结构，分离被肿瘤包绕的动脉和与肿瘤粘连的颅神经。Simpson 提出脑膜瘤切除 I～V 级分级标准被临床广泛应用至今。I 级：肿瘤完全切除，包括受累硬膜与颅骨；II 级：肿瘤完全切除，电凝烧灼附着的硬膜；III 级：肿瘤肉眼完全切除，但未切除或电凝烧灼硬膜（比如一些主要的静脉窦）；IV 级：肿瘤次全切除；V 级：单纯减压术或活检。有学者提出在 I 级基础上行 Simpson 0 级切除，即在 Simpson I 级以外进一步切除 MRI 上表现出"脑膜尾征"的硬脑膜及肿瘤边缘 2 cm 正常的硬脑膜。随着显微外科的发展，Kobayashi 又提出了应用于显微外科技术的肿瘤切除分级系统：I 级：显微镜下完全切除肿瘤相连的硬脑膜和任何异常的颅骨；II 级：显微镜下完全切除肿瘤，电凝烧灼相连的硬脑膜；IIIA 级：显微镜下完全切除硬脑膜内外肿瘤，不切除或电凝烧灼相连的硬脑膜;ⅢB级:显微镜下完全切除硬脑膜内肿瘤,不切除或电凝烧灼相连的硬脑膜或任何硬膜外受侵犯的结构;ⅣA级:为保存颅神经或血管而行肿瘤次全切除,显微镜下完全切除相连成分;ⅣB级:肿瘤部分切除,残留肿瘤体积<10%;Ⅴ级:肿瘤部分切除,残留肿瘤体积>10%或单纯减压伴或不伴活检。肿瘤切除前要制定完善的手方案,注重个体化原则,综合考虑肿瘤部位、大小、与周围结构关系及手术风险和术后并发症,以最小创伤获得较好治疗效果。目前,保留静脉及神经功能的完整性而行肿瘤次全切作为一种策略已被更多的神经外科医师所接受。选择经脑沟或自然裂隙入路及在术中利用超声辅助手术切除肿瘤,能获得更高的肿瘤全切除率和更低的并发症发生率。

(二)放射治疗

高级别脑膜瘤治疗可手术切除后选择性放疗或肿瘤不完全切除后辅以放射外科治疗。放射治疗作为降低脑膜瘤术后复发明确有效的辅助治疗手段已得到国内外众多学者认可,适应证为:①肿瘤未全切;②肿瘤术后复发;③相邻重要脑组织不能手术或有其他手术禁忌;④术后病理证实WHOⅡ、Ⅲ级。随着立体定向技术的发展,对于深部、多发或颅底、最大径≤3 cm的脑膜瘤,尤其在海绵窦、脑干腹侧和岩斜等部位或有其他手术禁忌者,γ刀治疗可作为首选。脑膜瘤多属生长缓慢的不活跃性肿瘤,对放射线敏感性低,因放射治疗的目的不是快速消灭瘤体,而是使瘤细胞接受一定的放射剂量,使其增殖能力下降,从而控制或阻止其进展,最终使肿瘤缩小甚至消失。三维适形放疗特别是调强适形放射治疗(IMRT),可使高剂量分布的形状在三维方向上与靶区形状一致,从而使肿瘤组织得到有效照射剂量,周围正常组织和敏感器官少受或免受不必要的照射。Rowe等研究表明,放射治疗并不增加脑膜瘤恶变的概率,使其应用更加安全。起源于颅内转移瘤的脑膜瘤,因表现出异常的侵袭特性,为求最佳预后,更需要手术后行放射治疗。非典型性脑膜瘤全切后的患者也有必要辅以放射治疗,然而放疗对患者存活期的潜在影响仍需要多中心、前瞻性试验进行最终的评估。

(三)其他治疗

一些不适合开颅手术患者也可行选择性血管栓塞治疗,通过栓塞脑膜瘤供应动脉,可减缓或停止肿瘤的生长、缓解临床症状。栓塞治疗也可作为术前的辅助治疗,减少术中出血、降低手术难度、提高预后。孕激素受体(PR)与脑膜瘤组织病理学特征相关,可作为预测初发性脑膜瘤预后的参考指标,抗孕激素治疗成为一种可能。靶向治疗正被日益关注,特异性治疗包括抗EGFR治疗,已用于临床试验。研究发现,通过抑制VEGF的表达等抗血管生成治疗可以降低脑膜瘤的血管生成,从而抑制脑膜瘤的生长,减少术后复发,达到更好的治疗肿瘤的目的。最近,Bujko 等检测 55 例脑膜瘤标本提出 PI3k 蛋白激酶 B 通路较 EGFR 更适合作为脑膜瘤治疗的分子靶点。然而,关于脑膜瘤的基因治疗一般多见于实验性研究,却少有临床病例报告。

脑膜瘤在分子生物学及遗传学方面的研究取得了显著成绩,但在分子水平和基因水平对脑膜瘤的特异性基因定位,发现脑膜瘤的易感基因等方面还需进行广泛而深入的研究,进一步了解脑膜瘤发病及复发机制,有效地将分子及遗传学研究成果向临床转化,为脑膜瘤获得更好预后提供更多高效、经济、并发症少的治疗方案。

第三节　脑 转 移 瘤

脑转移瘤最早于 1898 年由 Bucholz 首先报道,是中枢神经系统常见的肿瘤之一,约占颅内肿瘤 10%,发病率有逐年增高的趋势,可能与现代神经影像学技术的发展、医疗水平的提高、癌症患者生存期延长等因素有关。该病多见于中老年人,40～60 岁最常见,是全身性肿瘤致死致残的主要原因。

一、病因及发病机制

脑转移瘤系身体其他部位的恶性肿瘤通过血液或其他途径转移侵犯至脑所致。在成人常见的原发灶有肺、乳房、胃肠道、泌尿生殖系统和皮肤(恶性黑色素瘤)等,以肺癌最常见,约占 75%,以小细胞癌居多。21 岁以下患者脑转移瘤通常来源于肉瘤和胚胎细胞瘤。原发灶不明者占 10%～15%。

其转移途径通常是动脉循环,少数通过椎静脉系统进颅,经淋巴系统转移者少见,也有邻近部位恶性肿瘤直接或经颅低的孔隙进入颅内。

二、病理

其病理因原发肿瘤不同而各异。

三、临床表现

与原发性肿瘤类似,脑转移瘤可出现颅内压升高、局灶性症状、精神症状及脑膜刺激征等,但脑转移瘤一般病程较短,症状进展较快。

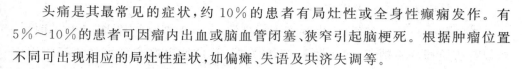

头痛是其最常见的症状,约 10% 的患者有局灶性或全身性癫痫发作。有 5%～10% 的患者可因瘤内出血或脑血管闭塞、狭窄引起脑梗死。根据肿瘤位置不同可出现相应的局灶性症状,如偏瘫、失语及共济失调等。

四、辅助检查

脑转移瘤 CT 多表现为圆形、边界清楚的等或低密度肿块,增强扫描可见不均匀强化。"小病灶,大水肿"是脑转移瘤较特征性表现。MRI 检查对于后颅窝的转移瘤以及多发转移瘤的发现上明显优于 CT 检查。

一般来说,胸部 CT 检查很重要,60% 的转移瘤患者可在胸部发现占位。钼靶成像可用于乳腺癌的诊断。PET 检查对于早期发现原发灶及转移灶,尤其是骨转移者有重要价值。

五、诊断及鉴别诊断

临床表现并无特异性。对于单个脑转移瘤,必须与原发脑肿瘤、脑脓肿、脑梗死等相鉴别。对于颅内多发占位,尤其是具有"小病灶,大水肿"影像学表现者,应高度怀疑脑转移瘤。但对于直径＜5 mm 的病灶,水肿一般不明显。胸部 CT 有助于发现肺癌脑转移患者。而 PET 检查对于明确诊断也具有重要意义。

对于有癌症病史而且颅内有多发病灶者,仍有 11% 不是转移瘤,须与多形胶质母细胞瘤、脑脓肿等相鉴别。

六、治疗及预后

针对脑转移瘤有多种治疗方法,但预后仍较差,经过积极治疗,平均生存期不超过 2 年。

手术和立体定向放射外科治疗各有不同的适应证,两者结合原发灶治疗的综合措施能明显延长脑转移瘤患者的生存期。

(一)手术治疗

手术治疗的目的,在于解除肿瘤对脑组织的压迫,缓解颅内高压,增强放疗、化疗的效果。

1.手术原则

对于同时发现脑转移和原发肿瘤的患者,一般先切除原发灶,后切除转移瘤。但对于颅内症状明显的患者,可先行颅脑手术,再行原发灶切除。对原发灶不能切除者,为缓解症状,也可只切除脑肿瘤。对于位于脑深部和重要功能区的转移瘤,虽可手术切除,但由于致残率较高,多主张放疗和化疗。

2.单发脑转移瘤手术适应证

肿瘤位于可切除部位,原发肿瘤控制良好,无其他器官转移者;诊断不明确,难以与胶质瘤等鉴别者;症状性病变;囊变明显、急性出血或脑水肿致颅内压增高者。

3.多发脑转移瘤手术适应证

有明显引起症状或危及生命的大体积肿瘤者;对放化疗不敏感的脑转移瘤,可考虑手术切除。利用神经导航技术,通过精确定位、准确导航,可大大减少手术损伤,尽可能切除肿瘤同时最大限度保护脑组织功能区,提高患者生存率,改善预后。

(二)放射治疗

1.全脑放疗

由于脑转移瘤多为多发转移,患者往往全身情况较差,神经系统症状明显,因此,全脑放疗为较好的一种治疗手段,能迅速缓解症状,改善预后。有效率可达 70%～90%,约半数患者颅内高压症状可缓解。全脑放疗还具有杀死病灶周围浸润的癌细胞以及影像学上尚未发现的哑病灶,对于预防复发有一定效果。但需注意脑水肿等并发症,其远期并发症还有脑萎缩、放射性脑坏死、中枢性内分泌功能低下等,严重者可导致痴呆。

2.立体定向放射治疗

该治疗具有无须开颅、侵袭性小、定位准确、放射剂量小、可一次治疗多个病灶等优点。适用于原发肿瘤控制稳定、脑内转移瘤无急性进展、转移瘤直径<3 cm数目<3 个者,或者肿瘤位置深在、位于功能区、难以手术及无法耐受或拒绝手术者。对于单发转移瘤直径<3 cm 者给予立体定向放射治疗后,无须常规全脑放疗,一旦再出现转移灶,可再次立体定向放射治疗或全脑放疗。

(三)激素治疗

对于明确为脑转移瘤患者应立即开始激素治疗,主要用于减轻病灶周围水肿。有 70%以上患者在激素治疗周期结束后出现症状和体征的改善。其临床治疗作用在首剂量后 6～24 小时起效,3～7 天达到最大效应。

(四)化疗

由于血-脑屏障的存在,静脉给予的化疗药物很难达到病灶,即使通过,也难以达到有效治疗浓度。加之由于脑转移瘤对于化疗药物敏感性差,故而对于脑转移瘤的治疗中,化疗地位一直没有肯定。目前的共识是,对于脑转移瘤患者主要目的是控制神经系统症状,其次才是延长生存。对于绝大多数肿瘤而言,孤立的脑转移灶,可以在原发部位控制的基础上给予手术或者放疗。新进的一些临床研究表明,在上述治疗的基础上再联合化疗可以进一步提高局部控制率,进而提高远期生存率。对于多发的脑转移瘤患者,全身化疗或全脑放疗是主要选择。目前化学治疗药物有替莫唑胺、吉非替尼,还有紫杉类、铂类和健择等。具体化疗方案视患者具体情况而定。

第四节　表皮样囊肿

　　表皮样囊肿是一种少见的、良性的先天性疾病,在所有颅内肿瘤中占 0.2%~1.8%,通常也被称为"先天性胆脂瘤",以便同慢性中耳炎引起的"获得性胆脂瘤"相区别。胆脂瘤通常好发于 30 岁至 50 岁之间,被认为是在胚胎时期神经管发育过程中混入了残留的外胚层细胞而形成的。表皮样囊肿可见于颅腔内任何部位,但最常见的部位是脑桥小脑角(CPA)区(40%~50%)以及鞍旁(30%),在所有 CPA 区的肿瘤中,表皮样囊肿发病率约为 5%,居第三位。约 55% 的表皮样囊肿以小脑幕为基底,少数可同时侵及幕上和幕下。5%~31% 的表皮样囊肿发生于第四脑室,25% 位于颅骨板障。其他不常见的发病部位包括中颅窝、丘脑、椎管内、胼胝体和侧脑室等。约有 6% 的颅内表皮样囊肿位于松果体区。位于脑干者罕见。

一、病因及发病机制

　　表皮样囊肿被认为是在胚胎时期神经管发育过程中混入了残留的外胚层细胞而形成的。胚胎发育至 3~5 周时,神经管闭合过程中混入了外胚层鳞状上皮细胞,逐渐生长导致肿瘤形成。囊内覆盖着角化的复层鳞状上皮,当鳞状上皮脱落,囊内充满富含角质蛋白的细胞和胆固醇,使肿瘤呈现"珍珠"样外观。约有 10% 的表皮样囊肿会发生钙化。

　　大多数情况下,肿瘤大体外观呈光滑的或分叶的、菜花状表面,含有形似珍珠的囊。然而,亦有少数病例的肿瘤不含囊性成分。囊内容物通常为白色、柔软及如同蜡状的无结构碎屑,亦可表现为棕色的黏稠状物。

　　肿瘤生长多缓慢,然而肿瘤恶变或出血亦可导致瘤体突然增大。肿瘤沿颅内自然间隙生长,充填脑沟、脑池或脑室。当肿瘤蔓延生长时,其倾向于包绕黏附正常神经血管结构,偶可见肿瘤跨越小脑幕生长。

二、病理

表皮样囊肿大小不一,多呈圆形或椭圆形,外表光滑或结节状,表面覆以非常菲薄包膜,带有白色光泽,包膜可有钙化。包膜内充满柔软的角化物,洋葱样排列,呈碎蜡样或干酪样。大部分表皮样囊肿呈实体性,其一般与脑组织界限清楚。

显微镜下所见,肿瘤最外层为一薄层纤维结缔组织,其内为复层鳞状表皮细胞,可见很多角化细胞,内部为脱落的细胞空壳排列成行,再向内有些多角细胞,中心部分大多为细胞碎屑,常含有脂肪胆固醇结晶。其上表层表面系翻向囊内,不断有细胞角化脱屑形成囊肿的内容,使肿瘤逐渐增大。

三、临床表现

表皮样囊肿可以多年无症状,大部分患者至 30~50 岁间产生症状。患者的临床表现多与肿瘤生长部位相关。脑桥小脑角区表皮样囊肿以三叉神经痛为最常见症状,约占 40%,其他表现包括面肌痉挛及耳鸣等。产生这些颅神经症状的原因是肿瘤对神经的侵犯引起局限性脱髓鞘改变。囊肿破裂可引起颅内无菌性炎症。若肿瘤长期压迫颅神经,可导致神经发生缺血性损伤产生永久性的神经功能损害。在神经缺血损伤产生之前切除肿瘤,可以促进受压神经的再髓鞘化,从而改善预后。

第四脑室表皮样囊肿的主要临床表现包括头痛、眩晕以及步态改变。当肿瘤进一步生长可逐渐发生复视、吞咽困难和声嘶等。由于肿瘤生长缓慢,梗阻性脑积水相对少见。然而,囊肿破裂可导致化学性脑膜炎,严重者可产生交通性脑积水。

由囊肿破裂导致的无菌性脑膜炎其典型特征是脑脊液细胞数及蛋白升高,糖含量降低。囊肿破入脑室引起的无菌性炎症严重者可致命。有学者研究后认为,角质分解产生的胆固醇是引起无菌性炎症的原因。

四、辅助检查

(一)头颅平片检查

常有颅内压增高表现。累及小脑脑桥角或中颅窝的肿瘤可见岩骨尖或岩骨嵴骨质破坏破坏,个别病例可表现钙化。

(二)CT 扫描检查

典型表现是分界清晰的均质性分叶状低密度占位,无瘤周水肿。增强扫描

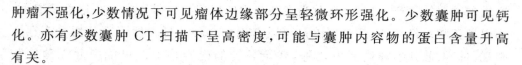

肿瘤不强化,少数情况下可见瘤体边缘部分呈轻微环形强化。少数囊肿可见钙化。亦有少数囊肿 CT 扫描下呈高密度,可能与囊肿内容物的蛋白含量升高有关。

(三)MRI 扫描检查

肿瘤多表现为 T1 加权为低信号,T2 加权为高信号;增强扫描可见包膜轻度强化。弥散加权成像(DWI)及水抑制成像(FLAIR)序列也常常用于表皮样囊肿的诊断,囊肿在这两种序列扫描下都呈特征性的高信号表现。其他可选择的扫描序列包括磁共振波谱分析(MRS)以及稳态构成干扰序列(CISS)。

(四)脑血管造影检查

早期有肿瘤充盈染色,肿瘤内多无血管显影。

(五)脑脊液检查

颅内压可增高,偶有蛋白量真高、细胞数增加。

五、诊断及鉴别诊断

根据患者发病年龄、临床特点,结合典型 CT 及 MRI 检查表现即可做出诊断。

位于脑桥小脑角区的表皮样囊肿需与听神经瘤、脑膜瘤相鉴别。

(1)听神经瘤多以耳鸣、听力下降为首发症状。影像学表现为以内听道为中心生长的实性或囊实性占位,MR 扫描表现为 T1 等信号或低信号,T2 高信号,增强扫描呈均匀或不均匀强化。

(2)脑膜瘤典型影像学表现为圆形或类圆形实性占位,以宽基底与硬脑膜相连。MR 扫描表现为 T1 呈等/低信号,T2 呈等/稍高混杂信号,增强扫描显示为明显均匀强化,可见"脑膜尾"征。

六、治疗及预后

治疗表皮样囊肿的首选方式为手术全切,接受手术全切的患者预后常良好。部分切除可导致肿瘤复发。少数患者症状可自行缓解,原因为囊肿破裂导致压迫减轻,但这种缓解往往是暂时性的。

由于表皮样囊肿倾向于沿脑表面的沟裂匍行生长,因此压迫效应并不明显,手术过程中脑组织压力不高,有利于脑组织牵开及肿瘤的暴露。再者,由于囊肿质地松脆且缺乏血供,同样降低了手术切除的难度。目前缺乏证据表明其他的辅助治疗措施(如放射治疗、化疗等)对治疗该疾病有帮助。

由于表皮样囊肿多位于神经血管密集的部位,需考虑到手术全切可能对病变周围重要结构产生损伤,尤其当囊肿与周围组织粘连紧密时。在这种情况下,为保护正常神经功能,部分切除是可以考虑的一种选择。然而部分切除亦存在弊端,除可能引起肿瘤复发之外,残余囊肿的内容物外渗可能引起无菌性脑膜炎。

第二章

呼吸系统肿瘤诊疗

第一节　原发性气管癌

原发性气管癌是一种少见病,约占气管-支气管肿瘤中的 2％,据 M.D.Anderson 癌症研究中心报道,1949－1988 年原发性气管恶性肿瘤 54 例,其中鳞癌 30 例(54.5％)、腺样囊性癌 10 例(18％)。Hajdu 报道,41 例气管原发癌,鳞癌 30 例(37％),腺样囊性癌 7 例(17％)。至 1994 年综合国内报道,气管癌有 124 例,其中鳞癌 49 例(39.5％)、腺样囊性癌 52 例(42％),腺癌 10 例(4.8％)、黏液表皮样癌 6 例(4.8％)、小细胞癌3 例、类癌 2 例、恶性淋巴瘤 1 例和恶性多形性腺瘤 1 例。上海市胸科医院总结自 1957－1999 年间,共诊断气管肿瘤 480 余例,占同期原发性支气管肺癌(10 898 例)的 4％,其中原发性气管癌 444 例,占气管原发肿瘤的 92.5％。

一、病理

原发性气管肿瘤大多来自上皮或腺体的肿瘤,主要是鳞状细胞癌和腺样囊性癌(即圆柱瘤型腺癌),类癌较少见。良性肿瘤发病较少,占原发肿瘤的 25％～35％。恶性肿瘤较常见,占68％～77％,其中以腺癌和鳞癌较多,小细胞癌较少。良性肿瘤有纤维瘤、乳头状瘤、淋巴管瘤、平滑肌瘤、毛细血管内皮瘤、黏膜下血管瘤和息肉等。恶性肿瘤中以鳞癌和腺样囊性癌最为多见,后者生长速度缓慢,在黏膜下扩散,肉眼有时难于辨认其侵犯范围,某些患者虽然在气管腔内病灶较小,但肿瘤已穿出管外并浸润到纵隔内。小细胞癌、鳞腺混合癌、大细胞癌较为少见,罕见的类型包括:平滑肌肉瘤和恶性淋巴瘤、纤维肉瘤、软骨肉瘤、横纹肌肉瘤、脂肪肉瘤、血管肉瘤、癌肉瘤和恶性黑色素瘤。气管低度恶性肿瘤中以腺样囊性癌为最多见,此外包括黏液表皮样癌、类癌、恶性纤维组织细胞瘤和神经纤维瘤等。

原发性气管恶性肿瘤中鳞癌发展较快,常呈溃疡性变,向外侵犯较早。食管前壁肌层亦常累及。气管肿瘤主要的转移途径是通过淋巴道,由下向上引流至锁骨上淋巴结,而很少向下转移至纵隔和隆突下淋巴结。血道转移发生率极低,直接向管壁外浸润常常是导致死亡的主要原因。

继发性气管肿瘤都是邻近器官癌肿直接侵犯所致,如甲状腺癌、支气管肺癌和食管癌等。

二、临床表现

气管肿瘤的最常见症状是咳嗽,常呈刺激性、顽固性干咳,多种治疗无效,在早期气管腔未出现狭窄前,多有白色泡沫状痰,当肿瘤表面出现坏死者,可有血丝痰或满口血痰,但多数患者出血量不多,可在数天内自然停止。随着肿瘤的增大,气管腔逐渐狭窄,出现进行性呼吸困难,特点为吸气性呼吸困难,吸气期延长,即所谓的喘鸣,严重者吸气时锁骨上窝、胸骨上窝和下部肋间隙都凹陷,即三凹征。此时肺部 X 射线检查无特殊表现,故常有误诊为支气管哮喘。声音嘶哑是肿瘤晚期出现局部压迫、侵犯或淋巴结转移累及喉返神经所致。

肺部听诊可闻及双肺呼吸音粗糙,严重者可听到风箱气流样的声音和各种音调的哮鸣音,即使不用听诊器亦可在近身处闻及,提示上呼吸道的梗阻。

由于气管肿瘤早期症状不典型,胸片检查多无异常发现,而出现典型的上呼吸道梗阻症状时,多数已处疾病的晚期,晚期患者常有局部转移,导致颈部淋巴结肿大,颈交感神经压迫征和上腔静脉阻塞综合征等。有些在确诊前往往有数月或数年的病程。因此,对难于缓解的刺激性干咳、血痰,应尽早进行气管镜检查,以明确诊断及时治疗。

三、诊断

对年龄在 40 岁以上,近期出现气喘性哮鸣,体位变化能诱发或减轻症状,哮喘药物治疗无效,伴有血痰或阵发性夜间呼吸困难,而无心脏病等,都是鉴别气道梗阻和支气管哮喘的要点,应做进一步检查除外气管肿瘤。气管肿瘤常容易被误诊或漏诊,多数直至呼吸困难、病情危重时才被认识,故临床诊断时对长期顽固性咳嗽伴有吸气性呼吸困难者,应引起警惕,及时做相应检查。

(一)实验室检查

痰脱落细胞学检查。气管肿瘤,尤其是恶性气管肿瘤痰细胞学阳性率较高,对判断肿瘤的良恶性有帮助。但对气管肿瘤部位、范围、侵犯程度则需要其他检查手段来明确。

(二)X 射线检查

X 射线诊断以空气对比摄片和气管断层为最好。侧位片对颈段气管暴露较好,隆突部额面断层片能较好地显示胸段的气管全貌。如气管腔内有软组织阴影,管壁增厚,管腔狭窄可初步做出诊断。

(三)CT 检查

CT 检查在诊断气管肿瘤的累及范围、浸润深度、蔓延方向及有无淋巴结转移等方面较胸片有优势。气管恶性肿瘤常表现在气管及支气管腔内、外生长,CT 表现为沿气管生长的不规则形突起的软组织块影,多呈菜花状,并可沿气管环状生长而导致环行狭窄。肿瘤与主动脉或食管间的脂肪间隙消失,是表明纵隔已受侵犯的 CT 征象。纵隔及肺门淋巴结增大,提示气管肿瘤存在转移的可能。

(四)纤维支气管镜检查

纤支镜检查是诊断气管肿瘤最有效的手段,它既可在直视下获得细胞学及组织学诊断,又能对肿瘤的范围、部位做出定位。对气管肿瘤有较严重气管梗阻、有出血病史或在检查中发现肿瘤表面血管丰富者应慎做活检及刷检,以免出现意外。

四、治疗

对局限于气管的早期恶性肿瘤的治疗以外科为主,手术可达到切除病变,解除气道梗阻,重建气道的作用。手术方式以气管环状切除端端吻合最为常用,某医院共实施气管手术近 500 例,其中气管恶性肿瘤 400 例,并创新设计了隆突主支气管切除,多段支气管隆突成形术及气管和隆突切除、分叉人工气管置换等 20 多种新术式。因此,对患者一般情况较好,能够耐受手术者,应首选手术治疗;对病变范围广泛,难于手术的患者采用以放疗为主的治疗,同时辅以化疗,可取得较好的疗效。内科姑息性治疗还包括经气管镜内电烧、激光等治疗;近年来,镍钛记忆合金气管内支架为部分晚期无法手术或有手术禁忌的患者提供了新的治疗方法,具有快速、方便的特点,能够为进一步治疗赢得时间。

五、预后

气管鳞癌肿瘤完整切除术后 3 年生存率为 24.4%。也有报道,气管鳞癌伴局部淋巴结转移者生存率为 25％，气管切端阳性者生存率为 20％，对切除端阳性患者术后加用放疗可达到延长生存时间的目的。单纯放疗的中位生存期为 10 个月左右。腺样囊性癌生长相对缓慢，如手术能够完全切除，切端和淋巴结阴性术后 1 年生存率可达 85％，治愈率为 75％，但术后有较多的复发和转移。淋巴结阳性者术后 1 年生存率稍低 84％，而单纯放疗的一年生存率仅为 25％，因此，如有可能应采用手术治疗。气管腺癌较其他类型气管肿瘤更易出现局部转移侵犯纵隔，手术完全切除者 1 年生存率约半数。而单纯放疗者预后较差。气管类癌好发于气管下端 1/3 段，以无气管软骨的膜部多见。切除不完全者，术后易复发。肿瘤能够完全切除者多能长期生存。黏液表皮样癌预后相对较好，完整切除者多能长期生存。

第二节　肺部转移瘤

肿瘤远处转移是恶性肿瘤的主要特征之一。肺脏有着丰富的毛细血管网，承接来自右心的全部血流，并且由于肺循环的低压、低流速的特点，使得肺成为恶性肿瘤最常见的转移部位之一。此外肿瘤还可以通过淋巴道或直接侵犯等多种方式转移到肺，尸检发现 20％～54％死于恶性肿瘤患者发生了肺转移，但仅有部分患者在生前被发现（表 2-1）。血供丰富的恶性肿瘤更容易发生肺部转移，如肾癌、骨肉瘤、绒毛膜癌、黑色素瘤、睾丸肿瘤、睾丸畸胎瘤、甲状腺癌等。大多数肺部转移瘤来自常见的肿瘤，如乳腺癌、结直肠癌、前列腺癌、支气管癌、头颈部癌和肾癌。

表 2-1　原发恶性肿瘤肺内转移情况

原发肿瘤	临床发现（％）	尸检发现（％）
黑色素瘤	5	66～80
睾丸生殖细胞瘤	12	70～80
骨肉瘤	15	75
甲状腺瘤	7	65
肾癌	20	50～75
头颈部肿瘤	5	15～40
乳腺癌	4	60

原发肿瘤	临床发现(%)	尸检发现(%)
支气管肺癌	30	40
结肠直肠癌	<5	25～40
前列腺癌	5	15～50
膀胱癌	7	25～30
子宫癌	<1	30～40
子宫颈癌	<5	20～30
胰腺癌	<1	25～40
食管癌	<1	20～35
胃癌	<	20～35
卵巢癌	5	10～25
肝细胞瘤	<1	20～60

一、转移途径

恶性肿瘤肺部转移的途径有 4 种：血行转移、淋巴道转移、直接侵犯和气道转移。血行转移是恶性肿瘤肺部转移的主要方式。肺部有着丰富的毛细血管网，并且位于整个循环系统的中心环节，来自原发病灶的肿瘤栓子，经过静脉系统、肺动脉，很易被肺脏捕获，在适宜的微环境下肿瘤细胞发生增殖，形成转移肿瘤。经血行转移的肿瘤多位于肺野外带以及下肺野等毛细血管丰富的部位，以多发转移病灶多见，少数情况下为孤立病灶。

经淋巴道转移在肺部转移瘤中相对少见，肿瘤栓子首先通过血流转移到肺毛细血管，继而侵犯肺外周的淋巴组织，并沿淋巴管播散，临床上表现为肺淋巴管癌病，常见于乳腺癌、肺癌、胃癌、胰腺癌或前列腺癌的转移。原发肿瘤也可以先转移到肺门或纵隔淋巴结，再沿淋巴道逆行播散到肺，这种转移方式少见。

发生在肺脏周围的肿瘤皆有可能通过直接侵犯的方式转移到肺，如起源于胸壁的软组织肉瘤、起源于纵隔的原发瘤、食管癌、乳腺癌、贲门癌、肝癌、后腹膜肉瘤等。恶性肿瘤经气道转移罕见，理论上头颈部肿瘤、上消化道肿瘤以及气管肿瘤有可能通过这种方式转移，但临床上很难证实。

二、临床表现

90％的肺部转移瘤患者有已知的原发肿瘤或原发肿瘤的症状，但 80％～95％肺部转移瘤本身没有症状。当肿瘤巨大、阻塞气道或出现胸腔积液时会出现呼吸困难。突然出现的呼吸困难与胸腔积液突然增加、气胸或肿瘤内出血有关。气道转移瘤在肺部转移肿瘤中非常罕见,临床上表现为喘鸣、咯血、呼吸困难等症状,常见于乳腺癌、黑色素瘤等。肿瘤侵犯胸壁可以出现胸痛。个别患者在发现肺部转移瘤时没有原发肿瘤的症状,应积极寻找原发肿瘤,特别是胰腺癌、胆管癌等容易漏诊的肿瘤。淋巴管癌病的患者主要表现为进行性加重的呼吸困难和干咳、发绀,一般无杵状指,肺部体征轻微,常有细湿啰音。

三、影像学检查

常规的胸部 X 线摄影(chest X-ray,CXR)是发现肺部转移瘤的首选方法,胸部 CT 较 CXR 的敏感性高,其分辨率是 3 mm,而 CXR 仅能发现 7 mm 以上的病变,尤其是肺尖、近胸壁和纵隔的病变更容易漏诊。但 CT 扫描费用较高,特异性较 CXR 没有增加。如果 CXR 发现肺部有多发的转移灶,没有必要再进行 CT 检查,但以下情况应进行 CT 检查:CXR 正常、没有发生其他部位转移的畸胎瘤、骨肉瘤;CXR 发现肺内孤立性转移灶或打算进行手术切除的肺部转移瘤。对于高度危险的肿瘤,如骨和软组织肉瘤、睾丸畸胎瘤、绒毛膜癌等,应 3～6 个月复查胸部 CT,连续随访 2 年。

肺部转移瘤通常表现为多发结节影,由于发生转移的时间不同,结节常大小不等,直径 3～15 mm,或者更大,同样大小的结节,提示是同一时间发生,结节位于肺野外带,尤其是下肺野。＜2 cm 的结节常常是圆形的,边界清楚。较大的病灶尤其是转移性腺癌,边缘不规则,有时呈分叶状。4％的转移瘤有空洞,常见于鳞癌,上肺的空洞性病变比下肺多见,但多发性空洞性病变可能是良性病变,如 Wegener 肉芽肿。出血性转移灶表现为肿瘤周围的晕征,常见于绒毛膜癌,有时也见于血管肿瘤,如血管肉瘤或肾细胞癌。

肺部转移瘤的单发结节影少见,占所有单发结节影的 2％～10％。容易形成单发结节的肿瘤包括结肠癌、骨肉瘤、肾癌、睾丸癌、乳腺癌、恶性黑色素瘤等。结肠癌尤其是来源直肠乙状结肠的结肠癌,占孤立性肺部转移瘤的 1/3。

肺淋巴管癌病主要表现为弥漫的网索状、颗粒状或结节状阴影,支气管壁增厚,动脉轮廓模糊,CXR 可见 KerleyB 线。20％～40％的患者有肺门及纵隔淋巴结肿大,30％～50％的患者有胸腔积液或心包积液。但 CXR 检查难以发现早期的肺淋巴管癌病,在早期诊断肺淋巴管癌病方面高分辨 CT 有更大优势。

FDG-PET 用于鉴别肺部良恶性病变的特异性较 CT 和 CXR 高,PET 检查能够提供更多的信息。但 PET 的分辨率不高,直径＜1 cm 的病变显像不佳,一些肉芽肿和炎症病变也可能出现假阳性结果。近年来 CT 与 PET 联合应用的 CT-PET 技术已在临床广泛应用,明显提高了恶性肿瘤诊断和鉴别诊断的敏感性和特异性,但目前此项检查的费用较高。

四、组织学检查

由于转移瘤主要位于胸膜下,因此经胸针吸活检是组织学检查最常用的方法。其诊断肺部恶性病变的敏感性为 86.1%,特异性 98.8%,但对肺淋巴管癌病的诊断价值有限。气胸是最常见的并发症,发生率为 24.5%,但需要插管的仅 6.8%。其他并发症包括出血、空气栓塞、针道转移较少见。

气管镜检查可以采用多种手段获取组织标本,如经支气管镜肺活检、气管镜引导下针吸活检、刷检、肺泡灌洗等。对于外周病变,支气管检查的阳性率不到 50%,但淋巴管癌病的诊断率较高。

电视胸腔镜可以取代开胸肺活检用于肺部转移瘤的诊断,并可同时进行手术治疗,并发症少,诊断特异性高。

此外,经食管超声引导下的纵隔淋巴结针吸活检、纵隔镜下纵隔淋巴结活检对于诊断肺部转移瘤也有一定的参考价值。

五、治疗

手术是肺部转移瘤首选的治疗方法,和不能手术的患者相比,能够手术切除的肺部转移瘤患者的长期生存率明显改善,在满足手术条件的患者中(不论肿瘤类型),预计超过 1/3 的患者能获得长期生存(>5 年)。接受肺部转移瘤切除术的患者应满足以下条件:没有肺外转移灶(如果有肺外转移灶,这些转移灶应能够接受手术或其他方法的治疗);患者的机体状态能够耐受手术;转移病灶能够完全切除,并能合理地保护残存的正常肺组织;原发肿瘤能被完全控制或切除。

手术方式主要包括胸骨正中切开术、胸廓切开术、横断胸骨双侧胸廓切开术和胸腔镜手术(VATS),各种手术方式的优劣见表 2-2。手术以剔除术为主,病灶切除时使肺膨胀,尽可能保留肺组织,应避免肺叶或全肺切除术。

肺部转移瘤即使在完全切除后仍有一半的患者会复发,中位复发时间是 10 个月,再手术患者的预后明显好于未手术患者,5 年、10 年生存率分别为 44%、29% 及 34%、25%。目前再发肺部转移瘤的手术适应证仍无明确的定论,一般认为对于年龄较轻、一般状况较好的患者,如果再发肺转移较为局限,原发肿瘤的恶性程度较低,原发肿瘤已被控制且无其他部位的远处转移,心肺功能能耐受手术的情况下可以考虑再次手术治疗。

表 2-2　转移瘤切除术比较

手术方式	优点	缺点
胸骨正中切开术	行双侧胸腔探查,疼痛轻	不利于肺门后病灶,左肺下叶病灶的切除。胸骨放疗是胸骨正中切开术的绝对禁忌证
胸廓切开术	标准手术方式,暴露好	只能暴露一侧胸腔,疼痛明显;双侧胸腔探查多需分期手术
横断胸骨双侧胸廓切开术	可以行双侧胸腔探查,改进下叶暴露,便于探查纵隔病变及胸腔的情况	切断了乳内动脉,痛苦增加
胸腔镜手术(VATS)	胸膜表面显示清楚,疼痛轻,住院时间短和恢复快,并发症很少	不能触诊肺脏,无法发现从肺表面不能看见的或 CT 未能查出的病变,可能增加住院费用

　　肺部转移瘤患者手术本身的并发症较低,手术死亡率为 $0\sim4\%$。能够手术的肺部转移瘤患者总的 5 年生存率可以达到 $24\%\sim68\%$,但不同组织类型的肿瘤预后有很大的差异,手术后预后较好的肿瘤为畸胎瘤、绒毛膜癌、睾丸癌,其次是肾癌、大肠癌和子宫癌等,预后较差的是肝癌和恶性黑色素瘤。转移灶切除是否完全对预后也有影响,完全切除患者的 5 年、10 年生存率分别为 36% 和 26%,而不完全切除者则分别为 22% 和 16%。无瘤间期(disease-free interval,DFI)是指原发肿瘤切除至肺转移出现的时间,DFI 越长,预后越好。肿瘤倍增时间(tumor-doubling time,TDT)反映的是转移瘤的发展速率,TDT 也是患者预后的重要预测指标,TDT 越长,预后越好,如果 TDT$\leqslant$60 天则不应进行手术治疗。

　　除手术以外,对化疗敏感的肿瘤或不能手术的肺部转移瘤仍应进行全身化疗,如霍奇金和非霍奇金淋巴瘤、生殖细胞肿瘤对化疗非常敏感,乳腺癌、前列腺癌和卵巢癌对全身化疗也有较好的反应。软组织肉瘤对化疗不敏感,但联合转移瘤切除术仍能改善患者的预后。除全身化疗外,对于不能手术的患者可以考虑局部栓塞和化疗,由于肿瘤局部药物浓度较高,在减轻化疗引起的全身反应的同时,可以提高治疗局部肿瘤的疗效。

　　放疗对于肺部转移瘤患者的长期生存没有益处,对于气道阻塞的患者,放疗可以作为姑息性治疗方法。

第三节　纵　隔　肿　瘤

一、胸腺病

胸腺来源有第3、第4腮囊，正常时位于前上纵隔，青春期后，胸腺多逐渐退化。胸腺瘤以及畸胎类肿瘤和神经源性肿瘤为三种最常见的纵隔肿瘤。国内一组467例原发性纵隔肿瘤报道中，胸腺瘤占114例，仅次于畸胎（124例）和神经源性肿瘤（116例）。胸腺瘤在组织学可分成上皮细胞型、淋巴细胞型、梭形细胞型和混合型。胸腺肿瘤的良、恶性可通过大体标本中有无侵犯邻近结构来决定。胸腺瘤良性的较多，多数良性肿瘤有完整包膜。胸腺类癌亦有报道。

多数胸腺瘤患者年龄在40岁以上，男性略多于女性。半数以上的患者无症状，往往在体检时发现。如肿瘤压迫邻近器官，可出现咳嗽、胸痛、气急、吞咽困难等症状。另外，胸腺瘤与重症肌无力关系密切。重症肌无力为一种自身免疫性疾病，与胸腺的某些改变有关，可出现眼睑下垂，表情缺乏，咀嚼肌无力，行走困难等症状。休息时多无症状，活动后症状加剧，可累及任何骨骼肌。少数胸腺瘤患者还可伴有单纯红细胞再生障碍性贫血、库欣综合征、低丙种球蛋白血症，主要表现为IgG、IgA水平低下，并伴细胞免疫功能低下，临床可出现反复感染。恶性胸腺瘤可致上腔静脉综合征、胸腔积液、心包积液等。胸腺类癌罕见，源于胸腺组织中的胃肠嗜银细胞，临床上除有胸痛、气急、咳嗽等症状外，还可能出现甲状旁腺增生和胃泌素瘤综合征以及库欣综合征，并有向胸膜、肋骨和淋巴结转移的倾向。

X线检查可见胸腺瘤多位于前纵隔，一般在心脏与升主动脉连接处。少数可发生于中纵隔甚至后纵隔。肿瘤呈圆形或类圆形阴影，可呈分叶状，密度均匀，可有钙化。良性肿瘤边缘清晰光滑。恶性肿瘤由于包膜不完整，边缘多毛糙不规则，分叶明显，可侵犯邻近组织，并可见胸腔积液，心包积液等征象。CT扫描有助于胸腺肿瘤的定位诊断，尤其当恶性肿瘤侵犯邻近器官时，CT能清晰地显示。

胸腺瘤应与畸胎瘤相鉴别，二者同为前纵隔肿瘤。一般认为胸腺瘤位置略高于畸胎瘤，但也有学者认为二者位置无差异。畸胎瘤发病年龄较轻，多在儿童和青春期发病，而胸腺瘤患者的年龄一般在40岁以上。如患者主诉咳出毛发，或 X 线胸片发现瘤内有骨状阴影或牙齿影,可确定为畸胎瘤。如伴有重症肌无力,则为胸腺瘤。

治疗首选手术切除。恶性胸腺瘤术后应给予化疗和/或放疗。良性者预后好,恶性胸腺瘤预后较差。预后还与患者是否存在重症肌无力等特殊疾病有关。

二、畸胎瘤

畸胎瘤也是最常见的纵隔肿瘤之一。根据其结构可分为 3 种类型:上皮样囊肿、皮样囊肿和畸胎瘤。上皮样囊肿是反衬以鳞状细胞的囊肿;皮样囊肿有鳞状上皮内衬,含有皮肤附件成分,毛发和皮脂物质;畸胎瘤可为实性或囊性,含有 2 个或 3 个胚层的成分。但组织学研究发现,无论何种类型往往存在一个胚层以上的成分,故可统称为畸胎瘤或畸胎类肿瘤,分成囊性畸胎瘤和实质性畸胎瘤。

畸胎瘤来源于脱离了最初组织原始影响的细胞。这些细胞来自第 3、第 4 腮裂和腮囊。畸胎瘤在组织学上可含有三个胚层的多种组织。外胚层组织包括表皮、毛发、皮脂腺、牙齿、胆固醇结晶、神经组织;中胚层组织包括肌肉、骨、软骨、血管、结缔组织;内胚层组织包括胸腺、甲状腺、支气管上皮、肠上皮、肝等。大多数畸胎类肿瘤为良性。

畸胎瘤可发生于各种年龄,但多数为 40 岁以下的青年和儿童,男、女均可患病。成年患者多无症状,儿童患者多有症状。症状多为肿瘤压迫邻近组织所致,可有咳嗽、声音嘶哑、上腔静脉综合征、继发性右心室增大等。囊性肿瘤感染时,可波及邻近组织。若肿瘤穿破支气管,可咳出毛发、油脂物质,还可能引起支气管哮喘反复发作。穿入胸膜腔,可发生脓胸。穿入心包,可致心脏压塞。以心包积液为主要表现者亦有报道。少数患者可伴小睾丸综合征。

X 线和 CT 扫描显示肿瘤多位于前纵隔,常不对称,少数向两侧突出。偶可位于后纵隔,甚至侵及食管,经食管裂孔进入上腹部。肿瘤呈圆形或类圆形,边缘清晰,可呈分叶状,密度不均匀,边缘可钙化,肿瘤内有时可见骨状影或齿状影。肿瘤如有恶变、继发感染或出血,可在短期内明显增大。

治疗方法为手术切除。恶性畸胎瘤常可复发和扩散,且对化疗和放疗不敏感,预后差。

三、胸内甲状腺块

胸内甲状腺块包括假性胸内甲状腺肿瘤和真性胸内甲状腺肿瘤。假性胸内甲状腺肿瘤为颈部甲状腺在胸腔内的延伸;真性胸内甲状腺肿瘤为先天性,与颈部甲状腺无关,其血供直接来自纵隔内血管,临床上较少见。胸内甲状腺肿块的病理类型包括单纯甲状腺肿、甲状腺腺瘤和甲状腺癌。

胸内甲状腺肿块多发生于女性,男、女患者的比例约为1：2,年龄都在40岁以上,一般病史较长。肿瘤逐渐增大产生压迫症状,出现咳嗽、吞咽困难、声音嘶哑、呼吸困难,甚至严重的呼吸困难,需气管切开挽救。甲状腺癌偶可引起肺上沟瘤综合征的表现。甲状腺功能亢进的症状很少见。

X线及CT检查显示肿块位于前上纵隔,多偏右侧,少数位于左侧或向双侧突出,一般在气管前方,偶见于后纵隔。假性胸内甲状腺肿块上端与颈部软组织影相连,边缘清晰,可为分叶状,气管、食管可受压移位。透视下可见肿块随吞咽活动而上下移动。真性胸内甲状腺位置变化较多。超声检查、^{131}I扫描、经皮穿刺检查等亦有助于诊断。手术切除是首选的治疗措施。

四、甲状旁腺腺瘤

甲状旁腺腺瘤是一种少见的纵隔肿瘤,多位于前纵隔。常伴甲状旁腺功能亢进而引起高钙血症。绝大多数可经颈部手术切除。

五、淋巴瘤

淋巴瘤是在网状内皮系统和淋巴系统产生的一组异质性的肿瘤。主要有霍奇金病与非霍奇金淋巴瘤两种类型。

根据组织病理学,霍奇金病可分为4类。①淋巴细胞为主型:有很多淋巴细胞和少数R-S细胞;②混合细胞型:有中等量R-S细胞并有混合型浸润物;③结节硬化型:除有浓密的纤维组织围绕霍奇金组织的结节之外,其他一般如混合细胞型;④淋巴细胞消减型:无多少淋巴细胞,有很多R-S细胞,同时有弥散性纤维化。

美国国立癌症研究所将非霍奇金淋巴瘤分类为以下几型。①低度恶性或预后良好的淋巴瘤:分化良好的弥散型;分化不良的淋巴细胞性结节型;结节混合型;②中度恶性或预后中等的淋巴瘤:结节组织细胞型;弥散分化不良淋巴细胞型;淋巴细胞型及弥散混合型;③高度恶性或预后不良的淋巴瘤:弥散型组织细胞型淋巴瘤(弥散型大细胞核裂和无核裂细胞,以及免疫母细胞型);未分化的弥散型(伯基特或非伯基特型);淋巴母细胞T细胞淋巴瘤;④杂型淋巴瘤:混合淋巴瘤、蕈样肉芽肿病、真正的组织型、其他的以及不能分类的类别。引起淋巴瘤的病因尚未明确,但有迹象表明可能与某些病毒感染有关;⑤纵隔淋巴结可能是淋巴瘤的原发部位,亦可能是全身淋巴瘤的一部分。霍奇金病和非霍奇金淋巴瘤的临床表现相似,主要为肿瘤压迫引起的症状,如咳嗽、胸痛、呼吸困难等,同时可伴有颈部和全身淋巴结进行性、无痛性肿大。全身症状有瘙痒、发热、乏力、贫血等。X线和CT扫描显示肿瘤多位于中纵隔、肿块影像一侧或双侧凸出,呈分叶状,可有肺部浸润和肺不张,可伴胸腔积液,骨转移时胸骨、肋骨、脊柱等可有骨质破坏及病理性骨折。经皮纵隔淋巴结穿刺活检、纵隔镜检查以及颈部淋巴结活检可明确诊断和组织学类型。治疗以化疗和放疗为主。

六、神经源性肿瘤

神经源性肿瘤是最常见的纵隔肿瘤之一,占纵隔肿瘤的20%左右,无明显性别差异,儿童和成人均可发生。其中成人20%～30%,儿童50%为恶性神经源性肿瘤。

根据神经源性肿瘤的不同来源和性质,可分类为以下几种。

(一)源于神经鞘

1.良性

神经鞘瘤,神经纤维瘤。

2.恶性

恶性神经鞘瘤即神经源性肉瘤。

(二)源于自主神经节

1.良性

神经节瘤。

2.恶性

成神经细胞瘤即成交感神经细胞瘤,未完全分化的神经节瘤。

(三)源于副神经节系统

1.来源于交感神经

(1)良性:嗜铬细胞瘤。

(2)恶性:恶性嗜铬细胞瘤。

2.来源于副交感神经

(1)良性:非嗜铬性副神经节瘤即化学感受器瘤。

(2)恶性:恶性副神经节瘤。

神经源性肿瘤几乎都位于脊柱旁沟,沿着交感干,或与脊髓或肋间神经有关联。少数神经源性肿瘤可位于中纵隔,其发生与迷走神经或膈神经有关。

患者一般无症状,多在常规胸部X线检查时发现。肿瘤压迫周围组织,可产生胸痛、咳嗽、气急、吞咽困难和 Horner 征等临床表现,有些肿瘤压迫脊髓可致肢体麻痹。源于自主神经的肿瘤和嗜铬细胞瘤可产生儿茶酚胺,并可引起腹泻、腹部膨胀,高血压,出汗,皮肤潮红等症状。尿中香草苦杏仁酸(VMA)可升高。

X 线胸片示后纵隔脊柱旁圆形或类圆形块影或呈"哑铃状",边缘清晰,密度均匀,可呈分叶状,少数有钙化。如肿瘤压迫椎体或肋骨,可致骨质缺损。治疗以手术为主。

七、支气管囊肿

支气管囊肿可位于肺实质和纵隔中。囊肿表层为复层纤毛柱状上皮、黏液腺、软骨和平滑肌,腔内有乳状黏液,一般无症状。幼儿气管或隆凸部位的囊肿压迫气管、支气管时,可有咳嗽、呼吸困难和哮鸣等表现。如囊肿与支气管相通,继发感染时,可出现发热、脓痰和咯血等表现。

X 线检查见病变多位于中纵隔,圆形或卵圆形,密度均匀、较实质性肿块略低,边缘光滑,常呈分叶状。与支气管相通时,囊肿内可出现气液平面。食管钡餐检查可见食管在隆凸水平有压迹。CT 密度分辨能力强,对诊断支气管囊肿有意义。明确诊断后,应手术治疗。

八、心包囊肿

心包囊肿是纵隔中最常见的先天性囊肿。因原始心包板不能融合或胚胎胸膜的异常折叠而成,少数与心包相连。囊的外壁由结缔组织膜和少许弹性纤维、肌肉纤维组成,内壁为间皮细胞,上有血管分布。囊内含透明淡黄色液体。患者临床症状少,无特异性。

X 线示囊肿位于前纵隔,多数在右心膈角前方,呈圆形或卵圆形,密度均匀,边缘光整。CT 扫描有助于明确诊断,MRI 有血液流空效应,可分辨心脏与囊肿。治疗以手术为主。

九、脂肪肿瘤

纵隔脂肪肿瘤少见,多为良性,即脂肪瘤,可发生于纵隔内任何部位,但以前纵隔为多见。一般无症状。X 线检查显示肿瘤密度较低,由于柔软的脂肪组织受重力影响,在不同体位下形态可不同。CT 密度分辨力强,对诊断脂肪瘤有帮助。

纵隔脂肪肉瘤罕见,可单发或多发。一般在手术后方能确诊。

十、囊性水瘤

纵隔囊性水瘤多为颈部囊性水瘤的延伸,也可单独存在于纵隔。多位于前纵隔。囊内含有澄清黄色或暗棕色液体。诊断一般需通过手术确定。

十一、其他纵隔肿瘤

其他纵隔肿瘤如纤维瘤、平滑肌瘤、血管瘤等均很少见。一般需经手术后病理检查才能诊断。

第三章

消化系统肿瘤诊疗

第一节 食 管 癌

一、病理学

(一)食管癌的组织学发生

食管癌的发生是由多种因素刺激,经过多基因参与和多阶段发展而逐渐形成的。致癌因素导致食管黏膜的慢性炎症改变。这种改变逐渐积累,导致不典型增生,由食管黏膜上皮的基底层细胞开始出现异型,细胞核大、深染,细胞形状不一,排列混乱。这种改变可以向深层扩展,也可逐渐向中表层扩展,最后弥漫至上皮质的全层而形成原位癌,从原位癌再逐渐发展成早期浸润癌,最后发展成中晚期食管癌。

临床上常常把食管癌分为早期与中晚期食管癌。早期食管癌包括原位癌、黏膜内癌、早期浸润癌。黏膜内癌是指局限于黏膜固有层以内没有侵及黏膜肌层的早期癌。早期浸润癌是指浅表性或微小浸润性癌,已侵出黏膜固有层,到达黏膜下层,但还没有侵及肌层,淋巴结没有转移。

中晚期食管癌是指侵及肌层或侵达纤维膜外,甚至周围器官,伴有局部淋巴结或远处转移。

(二)食管癌大体形态和分类

1.早期食管癌

(1)肉眼大体分型:早期食管癌病变微小浅表,还没有形成明显的肿块和大的溃疡,具体分型为隐伏型、糜烂型、斑块型和乳头型。隐伏型只是表现为黏膜色泽发红,厚薄与正常黏膜一致。糜烂型的特点是黏膜轻度糜烂,略有凹陷或轻度糜烂。边缘不规则,与正常黏膜分界较清楚。斑块型的病变处食管黏膜增厚并轻微隆起,表面有颗粒样改变。与周围食管黏膜分界清楚。乳头型病变处黏膜呈乳头样或息肉样隆起,突向管腔内。

(2)显微镜下表现:早期食管癌显微镜下分为 3 型,即原位癌(上皮内癌)、黏膜内癌和黏膜下早期浸润癌。①原位癌(上皮内癌):是指食管黏膜上皮全层发生癌变,但基底膜完整。食管黏膜可以增厚,也可以变薄。显微镜下依据细胞形态和组织学特点分为大细胞原位癌和小细胞原位癌。大细胞原位癌的黏膜常为增厚改变,常见于乳头型和斑块型。其细胞体积增大,细胞核也增大,核染色质增粗、深染,细胞排列紊乱,极向性消失,核分裂象增多。小细胞原位癌的黏膜常变薄,常见于糜烂型。细胞体积变小,胞质少、核深染,细胞排列紊乱。②黏膜内癌:是指位于基底膜附件的癌细胞群穿透基底膜,呈条索状或雨滴状生长,但尚未侵透黏膜肌层。③黏膜下早期浸润癌:是指癌细胞群穿透黏膜肌层到达黏膜下层,但尚未累及食管肌层。

2.中晚期食管癌

依据食管造影特点和大体观察的结果,中晚期食管癌可以分为髓质型、蕈伞型、溃疡型、缩窄型、腔内型 5 型。

(1)髓质型:食管癌组织常累及大部分食管壁,并向管壁内生长,致使食管壁增厚,常可见软组织影。

(2)蕈伞型:癌组织常只累及食管的一部分,呈蘑菇瓣状外翻凸向食管腔内。肿瘤组织明显高出食管壁,表面常有深浅不一的溃疡,溃疡表面常覆盖食物残渣和炎性坏死组织组成的灰白苔。病变处食管腔梗阻不明显,病变以上食管扩张也不明显。

(3)溃疡型:癌组织常累及管壁的一部分,并形成一个较深的溃疡。溃疡表面突起于周围的食管壁组织。溃疡表面常覆盖食物残渣和炎性渗出物。

(4)缩窄型:癌组织常累及食管壁的全周,使食管壁呈明显的管状狭窄,食管镜检查时常不能见到明显癌组织结节,但管腔狭窄明显,内镜常不能通过。病变以上食管腔扩张明显。

(5)腔内型:癌组织呈长条状和息肉状突出于食管腔内,有较宽和较长的基底与食管壁相连,肿物表面常有浅溃疡。病变虽大,但管腔梗阻不严重,病变以上管腔扩张不明显。

（三）食管癌组织学分型

1.鳞状细胞癌

鳞状细胞癌是我国最为常见的病理类型。依据癌细胞分化程度,鳞状细胞癌可分为Ⅰ级（高分化）、Ⅱ级（中分化）、Ⅲ级（低分化）。Ⅰ级鳞状细胞癌为高分化鳞癌,其细胞分化良好,细胞体积较大,呈圆形或多角形,胞质丰富,有明显的角化和细胞桥,核分裂象少。Ⅱ级鳞状细胞癌为中分化鳞癌,细胞大小不一,多形性明显。偶见细胞桥。核分裂象较常见。Ⅲ级鳞状细胞癌为低分化鳞癌,癌细胞体积较小,胞质不多,核分裂象常见。角化和细胞桥少见。

2.腺癌

腺癌食管腺癌在我国少见,发病率较低。分为管状腺癌和食管腺样囊性癌两种。腺癌又分为高分化腺癌（Ⅰ级）、中分化腺癌（Ⅱ级）、低分化腺癌（Ⅲ级）。高分化腺癌中可见较完整的腺腔,黏液分泌较旺盛。中分化腺癌有大小不等和形态不规则的腺腔结构,部分呈实性或巢状。核分裂象较多见。低分化腺癌细胞形态大小不一,核大深染,核分裂象多见,不规则的腺体结构偶见。食管腺样囊性癌又称圆柱瘤,发生于食管的极少见。镜下见癌细胞似基底细胞排列,结构多样,有的呈管状囊性,内含黏液。

3.黏液表皮样癌

黏液表皮样癌极少见。常来源于腺体导管。瘤体中可见较多腺腔样结构。由多角形类似于鳞状上皮细胞构成腺腔的底部,由柱状细胞构成腺腔表面。

4.基底细胞样鳞状细胞癌

癌组织主要由基底样细胞组成。细胞呈方形。胞质少,呈嗜碱性。核大深染。核分裂象多见。

5.腺棘癌

癌组织由腺癌样成分和分化较好的鳞状上皮成分组成。临床预后一般较好。

6.腺鳞癌

腺鳞癌由腺癌成分与鳞癌成分组成。两种成分混合形成癌组织。腺癌成分中黏液染色呈阳性。

7.食管小细胞癌

癌细胞体积小,圆形,胞质少,核深染,呈明显浸润性生长,易出现血液和淋巴结转移。

8.食管大细胞未分化癌

癌细胞较大,胞质较少,核大深染,核分裂象多见。

二、临床表现

食管黏膜的鳞状细胞癌变后,逐渐增长,最后形成肿块,阻塞管道,致使食物通过困难,产生一系列食管癌症状。早期可出现咽下哽噎感、胸骨后和剑突下疼痛、食物滞留感和异物感、咽喉部干燥和紧缩感,少数患者可有胸骨后闷胀不适、胸前痛和嗳气等症状。后期可出现咽下困难、食物反流、声音嘶哑、气急和干咳等症状。早期体征可缺如,晚期则可出现消瘦、贫血、营养不良、失水或恶病质等体征。当癌肿转移时,可触及肿大而坚硬的浅表淋巴结,或肿大而有结节的肝脏。

三、辅助检查

辅助检查主要有 X 线钡餐检查、纤维食管胃镜检查、食管黏膜脱落细胞学检查、食管 CT 扫描检查、应用甲苯胺蓝或碘体内染色内镜检查法等。X 线造影检查对绝大部分到医院就诊的食管癌患者,均可获得较正确的诊断。内镜检查,由纤维内镜到电子内镜,特别对上消化道癌(食管和胃)的检查和诊断是最佳选择。它的优点是可以直接观察到黏膜上的病变及其整个形态表现,而又可取活组织,进行病理检查,取得"金标准"的诊断。如果直接采用内镜检查,可以代替 X 线造影,一步到位地完成食管癌的检查和诊断的全过程。

四、诊断

对有吞咽不适和/或异物感,尤其是进行性吞咽困难者,特别是在食管癌高发区,应想到本病的可能性,可作食管吞钡检查、食管镜或胃镜检查以及细胞学检查。主要诊断依据如下所示。

(一)症状

早期食管癌有咽下食物哽噎感,胸骨后针刺样疼痛或食管内异物感,典型症状是进行性吞咽困难。

(二)体征

早期无体征,晚期消瘦、脱水。

(三)食管吞钡 X 线检查

食管吞钡 X 线检查可见食管黏膜破坏、管腔狭窄、龛影和充盈缺损。

(四)食管脱落细胞检查

早期阳性率可达 90%。

(五)食管镜检查

食管镜检查可见管腔狭窄、黏膜破坏。

除病史和症状外，主要依据食管钡餐造影和食管镜检查，可以明确诊断。纤维食管镜已经广泛用于食管癌的诊断。食管镜检查与脱落细胞学检查相结合，是食管癌理想的诊断方法。

五、治疗

(一)放疗

1.适应证

局部区域性食管癌，一般情况较好，无出血和穿孔倾向.

2.禁忌证

恶病质、食管穿孔、食管活动性出血或短期内曾有食管大出血者，同时合并有无法控制的严重内科疾病。

3.放疗前的注意事项

放疗前应注意控制局部炎症，纠正患者营养状况，治疗重要内科夹杂症.放疗中应保持患者的营养供给，防止食物梗阻，进食后应多喝水，防止食物在病灶处贮留，导致或加重局部炎症，影响放疗的敏感性。

4.剂量和剂量分割

(1)单纯常规分割放疗：为每天照射 1 次，每次 1.8～2.0 Gy，每周照射 5～6 次，总剂量(60～70 Gy)/(6～8 周)。

(2)后程加速超分割放疗：先大野常规分割放疗，1.8 Gy/次，1 次/天，总剂量为 41.4 Gy/23 次；随后缩野照射，1.5 Gy/次，2 次/天，间隔时间 6 小时或 6 小时以上，总剂量为 27 Gy/18 次。

(3)同期放疗及化疗时的放疗：放疗为 1.8 Gy/次，1 次/天，总剂量为 50.4 Gy/(28 次·38 天)(在放疗的第 1 天开始进行同期化疗)，此剂量在欧美和西方国家多用。

(二)化疗

化疗主要用于姑息治疗或作为以手术和/或放疗为主的综合治疗的一种辅助方法。近来的研究表明，放疗同期联合化疗能显著提高放疗的疗效，而且随着新的药物(或新的联合方案)的发现，化疗在食管 癌治疗中的地位越来越重要。

1.适应证及禁忌证

(1)适应证：对于早期患者，同手术或放疗联合应用；对于晚期患者，用于姑息治疗(最好同其他方法联合应用);对小细胞癌,应同手术或放疗联合应用。

(2)禁忌证:骨髓再生障碍、恶病质以及脑、心、肝、肾有严重病变且没有控制者。

2.常规用药

(1)紫杉醇＋DDP:紫杉醇 175 mg/m²,静脉注射,第 1 天;DDP 40 mg/m²,静脉注射,第 2 天、第 3 天,3 周重复。

中国医学科学院肿瘤医院用该方案治疗了 30 例晚期食管癌患者,有效率为 57%。Gaast 等治疗了 31 例晚期食管癌患者,有效率 55%,耐受性好。

(2)TPE:紫杉醇 75 mg/m²,静脉注射,第 1 天;DDP 20 mg/m²,静脉注射,第 1～5 天;5-FU 1 000 mg/m²,静脉注射,第 1～5 天,3 周重复。

(3)Son 等治疗 61 例食管癌,有效率 48%,中位缓解期.5.7 个月,中位生存期 10.8 个月,但毒副反应重,46% 患者需减量化疗。

(4)L-OHP ＋ LV ＋ 5-FU:L-OHP 85 mg/m²,静脉注射,第 1 天;LV 500 mg/m² 或 400 mg/m²,静脉注射,第 1～2 天;5-FU 600 mg/m²,静脉滴注(22 小时持续),第 1～2 天。Mauer 等报道,34 例食管癌的有效率为 40%,中位有效时间为 4.6 个月。

(三)免疫治疗

1.预测 PD-1/PD-L1 单抗疗效的生物标志物

(1)PD-1/PD-L1 的表达:PD-L1 可在多种肿瘤中表达,在肺癌中大约有 27%～50% 表达 PD-L1,在黑色素瘤中约为 76%。有研究报道,通过免疫组化方法检测胃、食管癌的手术标本,约有 12% 的患者在肿瘤细胞膜上表达 PD-L1,在细胞基质表达的约为 44%。该研究还发现 CD8[+]T 细胞的密集程度与 PD-L1 的表达水平有一定的正相关性,提示获得性免疫可能发挥着一定的作用。结合多项研究数据发现,食管癌中 PD-L1 的表达水平约在 40%,腺癌与鳞癌的表达水平未见明显差异。

PD-L1 的表达是否与食管癌的预后相关。在肺癌、乳腺癌、肾细胞癌等多种其他肿瘤的相关报道中,多数研究提示 PD-L1 高表达与较差的预后相关。在食管癌中也有类似研究,认为 PD-L1 表达水平与食管癌的生存预后存在相关性,但令人困惑的是,在食管癌中,这些研究的结果大相径庭。2016 年一项来自浙江省肿瘤医院的研究探索了 PD-L1 表达水平与食管鳞癌预后的相关性,该研究检测了 536 例术后未行辅助治疗的食管鳞癌标本中 PD-L1 的表达水平。结果发现 PD-L1 表达与较长的无病生存期(disease free survival,DFS)相关,提示

PD-L1表达是良好的预后因素。一项日本的研究也取得了类似的结果,发现PD-L1表达的食管鳞癌有着较长的总生存期(overall survival,OS)。但也有许多同类的研究得出相反的结论,提示 PD-L1 表达是生存预后的不良因素;在2016年,分别有来自日本、韩国和中国台湾的研究发现 PD-L1 表达与食管鳞癌预后不良相关。在食管腺癌中,2011年一项来自德国的研究,同样提示 PD-L1表达水平越高,生存期越短。鉴于目前发表的结果存在诸多不一致,关于 PD-L1表达与食管癌预后的相关性无法得出确切的结论。

非小细胞肺癌的系列研究显示 PD-L1 的表达与否和表达水平与免疫检查点抑制剂的疗效存在相关性,食管癌中是否存在相似的情况。结合最新报道的CheckMate-032 研究,Nivolumab 单药在 PD-L1 阳性的胃食管癌患者中客观缓解率(objective response rate,ORR)为 19%～22%,在 PD-L1 未选择患者中的ORR 为 10%～17%。PD-L1 的表达在食管癌中似乎亦有一定的疗效预测价值,但由于样本量小,尚需进一步开展研究才能回答这个问题。

2.肿瘤突变负荷(Tumor mutation burden,TMB)

肿瘤突变负荷是指全外显子中,肿瘤基因组去除胚系突变后的体细胞突变数量。一般以一份肿瘤样本中,所评估基因的外显子编码区每兆碱基中发生置换和插入/缺失突变的总数来表示。2013 年,Nature 杂志中报道将超过 100 个突变/Mb 定义为高 TMB。TMB 越高,肿瘤表达的新抗原越多,被免疫系统识别的概率也就越大。因此,高 TBM 的肿瘤对免疫治疗的敏感性较好。TMB 可作为横跨多个肿瘤进行横向分析的生物标志物,并且可以量化。2017 年,AACR会议上报告了一项Ⅲ期回顾性研究,用 TMB 计数作为标志物对 CheckMate-026研究进行再分析。结果显示,相比 PD-L1,选择 TMB 计数作为 nivolumab 治疗NSCLC 的预测标志物,能更好地区分获益人群;TMB 的高表达与免疫治疗的临床疗效呈正相关。

食管癌的 TMB 相比肺癌、黑色素瘤稍低,但仍属于高 TMB,提示免疫治疗在食管癌中前景可观。在未来的研究中,值得开展相关分析,以明确 TMB 在食管癌免疫治疗中的预测价值。

3.免疫检查点抑制剂

(1)CTLA-4 单抗:目前 CTLA-4 单抗主要有 tremelimumab 和 Ipilimumab,开展的临床研究都是针对食管腺癌。

Tremelimumab:是第一个在食管腺癌和胃食管交界癌(gastroesophageal junction,GEJ)中开展临床研究的免疫检查点抑制剂。2010 年,Ralph 等报道了一项Ⅱ期单臂临床研究,评价 tremelimumab 二线治疗转移性胃癌/食管腺癌的疗效和安全性。共入组 18 例患者,15 例曾接受过一线化疗,3 例曾接受二线治疗。用法为每 3 个月给予 1 次 15 mg/kg 的 tremelimumab,直至出现症状性疾病进展。结果 1 例患者在 8 个疗程后(25.4 个月时)达到部分缓解(partial response,PR),随访 32.7 个月时患者仍情况良好。4 例患者达到稳定(stable disease,SD)。尽管全组患者中位至疾病进展时间(mTTP)仅为 2.83 个月,中位总生存(mOS)4.83 个月,但 1/3 的患者在 12 个月时仍然存活。3 级毒性反应分别包括 2 例皮疹和 3 例腹泻,与药物已知毒性一致。结果提示 tremelimumab 治疗未经选择的转移性胃癌/食管腺癌总体疗效欠佳,但部分亚组人群可能获益。

Ipilimumab:是另一种 CTLA-4 单抗。2016 年,ASCO 会议上报道了一项Ⅱ期随机对照研究(NCT01585987),在氟尿嘧啶联合铂类双药一线治疗失败的晚期胃癌/食管腺癌中比较 Ipilimumab 维持治疗和最佳支持治疗(BSC)。该研究共纳入 57 例患者,主要研究终点是免疫相关的无进展生存期(Immunerelated Progression-free Survival,irPFS)。Ipilimumab 维持治疗组 irPFS 并未获益(ipi 为 2.9 个月,BSC 为 4.9 个月,HR=1.44,P=0.097),两组患者中位 OS 相当(12.7 个月 vs 12.1 个月),ipilimumab 组对 BSC 组的毒性也较高(72% vs 56%)。该研究未达到预期观察终点,显示一线治疗后 ipilimumab 维持并不能带来 PFS 和 OS 的延长。从初步数据来看,CTLA-4 单抗的单药治疗,无论是 tremelimumab 还是 Ipilimumab 均未在食管癌和胃食管交界癌中取得令人满意的效果,目前在开展的与 CTLA-4 单抗相关的临床研究主要采取与 PD-1/PD-L1 单抗联合。

(2)PD-1/PD-L1 单抗:Pembrolizumab:是目前最有代表性的 PD-1 单抗之一。Doi 等在 2016 年 ASCO 会议上初步报道了一项还在进行中的多中心、Ⅰb 期临床研究(KEYNOTE-028),评价 pembrolizumab 治疗晚期实体瘤的疗效。该研究初步公布了 pembrolizumab 在治疗 PD-L1 表达阳性,同时未接受过或曾接受化疗失败的食管腺、鳞癌患者的疗效与安全性数据。共入组 23 例 PD-L1 阳性(PD-L1 表达水平>1%)食管癌患者接受 pembrolizumab 治疗。中期数据分析显示客观缓解率(overall response rate,ORR)为 30%(95% CI,13%~53%),均为 PR,SD 为 9%(95% CI,1%~28%),中位 PFS 仍未达到(5.5~11.8 个月)。初步结果提示 pembrolizumab 对食管癌(EC/GEJ)有较好的抗肿瘤活性且安全性良好。Pembrolizumab 对比单药化疗二线治疗晚期食管癌(EC/GEJ)的大型、Ⅲ期随机对照研究已在进行中(KEYNOTE-181)(NCT02564263)。

KEYNOTE-012 是一项单臂、Ⅱ期探索性研究,pembrolizumab 治疗一线化疗后进展的晚期 GC/GEJ,入组了 39 例患者,接受 Pembrolizumab 200 mg Q3W 治疗。研究结果 ORR 为 22%,中位 PFS 为1.9 个月,中位 OS 为 11.4 个月。表明 pembrolizumab 在 GEJ 腺癌中有一定的抗肿瘤活性,毒性可控。目前仍有多项临床研究正在进行:KEYNOTE-059 研究是一项 Ⅱ 期临床研究,pembrolizumab 单药或联合化疗一线治疗 HER2 阴性的晚期 GC/GEJ 腺癌((NCT02335411);前期结果显示联合治疗存在一定的毒副作用,但程度可控;后期研究还会对 PD-L1 阳性患者用 pembrolizumab 单药治疗并观察疗效。KEYNOTE-061 研究则是对比 pembrolizumab 和紫杉醇二线治疗既往氟尿嘧啶和顺铂治疗失败的 GC/GEJ 的 Ⅲ 期随机对照研究(NCT02370498)。另有一项Ⅲ期随机临床研究(KEYNOTE-062)(NCT02494583)正在进行中,比较 pembrolizumab 单药或联合化疗一线治疗 PD-L1+/HER2-的晚期 GC/GEJ 腺癌患者。这些研究结果将会全面评估 pembrolizumab 在食管腺癌中的疗效。

截至目前,还有一些 PD-L1 单抗如 MEDI4736 (durvalumab)治疗食管癌的临床研究报道,入组 16 例患者,其中 4 例达到 PR(NCT02639065)。其他免疫检查点抑制剂,如 mogamulizumab、MPDL3280A (atezolizumab)、国产的 SHR-1210 在食管癌中初显成效,相关研究正在进行中。

4.免疫检查点抑制剂的联合治疗

(1)免疫联合免疫:已报道的相关研究显示免疫检查点抑制剂对食管癌具有较好的应用前景,但是单药治疗的疗效似乎有一定的局限性。CTLA-4 单抗和 PD-1 单抗能通过不同环节和互补的分子机制增强 T 细胞的抗肿瘤效能;两者联合的治疗模式在黑色素瘤、非小细胞肺癌已经有成功的经验。在食管癌,联合治疗的唯一数据来自 CheckMate-032 研究,这项研究探讨西方人群中 nivolumab± ipilimumab 在实体瘤中的疗效和安全性(NCT01928394))。在 2017 年 ASCO 年会上对该研究数据进行了更新。共入组160 例多线治疗后的 GC/EC/GEJ 患者,59 例接受 nivolumab 单药 3 mg/kg Q2W(N3 组),49 例接受 nivolumab 1 mg/kg+ ipilimumab 3 mg/kg Q3W(N1+I3 组),52 例接受 nivolumab 3 mg/kg+ipilimumab 1 mg/kg Q3W(N3+I1 组)。研究结果显示 N3 组、N1+I3 组和 N3+I1 组患者的 ORR 分别为 12%、24%和 8%。在 PD-L1 表达≥1%的患者中;N3 组、N1+I3 组和 N3+I1 组患者的 ORR 分别为 19%、40%和23%。在 PD-L1 表达<1%的患者中,三组患者的 ORR 分别为 12%、22%和 0。在安全性方面,3~4 度治疗相关不良反应发生率≥10%,主要包括腹泻、ALT 升

高和 AST 升高。研究证明在西方人群中，对于多线治疗后 GC/EC/GEJ 患者来说，nivolumab± ipilimumab 可以产生持久的反应，并延长生存，这和在 ONO-12 研究中观察到的亚洲人群的临床疗效基本一致。这些数据支持在晚期胃/食管/胃食管结合部癌患者中开展进一步的 nivolumab±ipilimumab 的相关研究。同时，nivolumab 联合 mogamulizumab 治疗晚期食管癌的临床试验（NCT02946671）亦在进行中。

（2）免疫联合化疗：目前报道的有 KEYNOTE-059 和 KEYNOTE-062 两项临床研究。KEYNOTE-059 是探索 pembrolizumab 单药或联合化疗对一线 HER2 阴性的晚期 GC/GEJ 腺癌的 II 期研究。入组患者分为三组，两组为 pembrolizumab 单药，另一组为 pembrolizumab 联合 5-FU/希罗达＋6 周期顺铂。KEYNOTE-062 则是探索 pembrolizumab 单药或联合化疗在一线治疗 PD-L1＋HER2 的晚期 GC/GEJ 腺癌的 III 期随机对照研究。研究分 3 组，其中 2 组分别为 pembrolizumab 单药，5-FU＋顺铂＋安慰剂，另一组为 5-FU＋顺铂＋pembrolizumab。这两项临床试验目前均在进行中，期待免疫联合化疗带来阳性的结果。

（四）食管癌的靶向治疗

1.小分子表皮生长因子受体酪氨酸激酶抑制剂（EGFRTKI）的研究

EGFR-TKI 药物在食管癌二线治疗中的应用已有大型 III 期随机对照研究发布结果。一项 III 期、平行、随机、安慰剂对照试验（COG 研究）共纳入 450 例一线化疗失败的晚期食管癌患者（鳞癌占 24％，腺癌占 76％），按照 1∶1 的比例随机分为吉非替尼治疗组（500 mg/d）和安慰剂组。两组的 OS 并无差异（3.73 个月 vs 3.67 个月，$P=0.29$），但是吉非替尼组的 PFS 较安慰剂组的略有延长，且有统计学意义（1.57 个月 vs 1.17 个月，$P=0.02$）。最常见的 3/4 度不良反应有乏力（11％ vs 6％）和腹泻（6％ vs 1％）。这一 III 期临床研究在非选择人群中 OS 没有达到有统计学意义，但是吉非替尼治疗组显示出了较安慰剂组更长的 PFS，同时在吉非替尼治疗的个别患者中观察到了起效迅速以及长期的疾病缓解，提示具有某种特征的患者可能是吉非替尼治疗的潜在获益人群。

基于 COG 研究的结果和提示，该团队对 EGFR 信号通路和药物疗效治疗的关系进行了深入研究，并于近期发布了结果。该研究将 COG 研究中的肿瘤标本采用免疫荧光杂交（fluorescent in situ hybridization，FISH）方法检测 EGFR 基因拷贝数（copy number gain，CNG），并将基因扩增和高多倍体定义为 EGFR-FISH 阳性。最终可检测的有效病例为 295 例，其中 EGFR-FISH 阳性比例为

20％($n=59$)，且在该人群中接受吉非替尼治疗患者的中位 OS 较安慰剂显著延长（HR$=0.59$；$P=0.05$），特别是在基因扩增的人群中（7.2％），OS 的获益最多（HR$=0.21$；$P=0.006$）。而在 EGFR-FISH 阴性的人群中，接受吉非替尼或安慰剂治疗的中位 OS 是相似的（HR$=0.90$；$P=0.46$）。同时分析发现 EGFR，KRAS，BRAF 以及 PIK3CA 突变与否，吉非替尼组和安慰剂组的中位 OS 均无差异。

中国医学科学院肿瘤医院报道了一项埃克替尼治疗化疗失败后、EGFR 过表达（免疫组化＋＋＋）或 EGFR 基因扩增的 54 例晚期食管鳞癌的 Ⅱ 期、多中心研究，主要研究终点为独立评估的 ORR，结果显示有效率为 16.7％（$n=9$），其中 1 例获得完全缓解（CR），疾病控制率为 46.3％，中位 PFS 和 OS 分别为 52 天和 153 天。主要不良反应为 1/2 度的皮疹和腹泻。进一步分析发现，EGFR 过表达并同时伴基因扩增的患者 ORR 进一步提高到 23.5％，且有效的 9 例患者中有 7 例为分化差的肿瘤，提示伴有 EGFR 基因扩增和肿瘤低分化的患者可能是埃克替尼治疗的潜在获益人群。

2.程序性死亡受体（programmed death-1，PD-1）通路抑制剂作为二线治疗

以 Pembrolizumab 和 Nivolumab 为代表的 PD-1 抑制剂已被证实在黑色素瘤、非小细胞肺癌、肾癌及头颈部鳞癌具有令人鼓舞的疗效，并被美国食品药品监督管理局批准上市。2016 年，ASCO GI 会议上一项口头报告介绍了日本 KYNOTE-028 研究（MK-3475）的最新进展。该 Ⅰb 期研究对 90 例标准治疗失败或不耐受的晚期食管癌患者进行了 PD-L1 表达的筛选，在 83 例可评估患者中 PD-L1 阳性者有 37 人（44.6％）。Pembrolizumab 单药治疗剂量为 10 mg/kg，每 2 周重复 1 次。截至 2015 年 11 月 4 日，共 23 例 PD-L1 阳性患者接受了治疗，其中鳞癌 17 例（74％）、腺癌 5 例、黏液腺癌 1 例，中位随访 7.1 个月，ORR 为 30％（其中 PR7 例，无 CR），SD 2 例，PD 13 例。在 7 例 PR 患者中，5 例为鳞癌（5/17＝29％），2 例为腺癌（2/5＝40％），52％的患者显示了不同程度的肿瘤缩小。共 4 例患者（17％）发生了 3 度不良反应，包括食欲下降、淋巴细胞减少、肝损伤与痒疹，无治疗相关的死亡和治疗中止。

一项来自日本的单臂 Ⅱ 期研究报道了将 Nivolumab 用于经氟尿嘧啶类/铂类/紫杉类药物治疗失败或不可耐受的晚期食管鳞癌患者的疗效和安全性，64 例可评估疗效。独立评估后的 ORR 为 17％，其中 1 例获得 CR，中位 PFS 和 OS 分别为 1.5 个月和 2.3 个月。最常见的 3/4 级不良事件包括 4 度呼吸困难和低钠血症（2％）、3 度肺部感染（8％）、3 度厌食（3％）、3 度血肌酐升高（3％）和

3 度脱水（3％）；严重不良事件（serious adverse events，SAE）包括肺部感染（6％）、严重脱水（3％）、间质性肺炎（3％）等；无治疗相关死亡。

中国医学科学院肿瘤医院在 2017 ASCO 年会上报道了一项抗 PD-1 抗体 SHR-1210 治疗 58 例晚期实体瘤的 I 期研究结果，入组患者接受了 3 个不同剂量的治疗：60 mg，200 mg，400 mg，均每 2 周重复。其中纳入食管鳞癌 29 例，10 例评价为 PR，ORR 为 34.5％。全组未观察到剂量限制性毒性，最常见的不良事件如下：毛细血管瘤（79.3％）、甲状腺功能异常（29.3％）、瘙痒（19.0％）、转氨酶升高（13.8％）、胆红素升高（12.1％）、乏力（12.1％）等，均为 1/2 级不良事件。另观察到 4 例与药物相关的 SAE，包括 3 级慢阻肺急性加重、3 级肌酐蛋白 I 升高、4 级血小板减少和 4 级中性粒细胞减少。

第二节　胃　　癌

胃癌是指发生在胃上皮组织的恶性肿瘤，是消化道恶性肿瘤中最多见的癌肿。胃癌的发病率在不同国家，不同地区差异很大。日本、智利、芬兰等为高发国家，而美国、新西兰、澳大利亚等国家则发病较低，两者发病率可相差 10 倍以上。我国也属胃癌高发区，其中以西北地区最高，东北及内蒙古次之，华北华东又次之，中南及西南最低。胃癌是我国常见的恶性肿瘤之一，在我国其发病率居各类肿瘤的首位。胃癌的发生部位一般以胃窦部最多见，约占半数，其次为贲门区，胃体较少，广泛分布者更少。根据上海、北京等城市 1 686 例的统计，胃癌的好发部位依次为胃窦 58％、贲门 20％、胃体 15％、全胃或大部分胃 7％。

临床早期 70％以上毫无症状，中晚期出现上腹部疼痛、消化道出血、穿孔、幽门梗阻、消瘦、乏力、代谢障碍以及癌肿扩散转移而引起的相应症状。胃癌可发生于任何年龄，但以 40～60 岁居多，男女发病率之比为（3.2～3.6）：1。其发病原因不明，可能与多种因素，如生活习惯、饮食种类、环境因素、遗传素质及精神因素等有关，也与慢性胃炎、胃息肉、胃黏膜异形增生和肠上皮化生、手术后残胃，以及长期幽门螺杆菌（Hp）感染等有一定的关系。由于胃癌在我国极为常见，危害性大，所以了解有关胃癌的基本知识对胃癌防治具有十分重要的意义。

胃癌是一种严重威胁人民生命健康的疾病，据统计每年约有 17 万人死于胃癌,几乎接近全部恶性肿瘤死亡人数的 1/4,且每年还有 2 万以上新的胃癌患者产生,死亡率居恶性肿瘤之首位。胃癌具有起病隐匿的特点,早期多无症状或仅有轻微症状而漏诊。有些患者服用止痛药、抗溃疡药或饮食调节后疼痛减轻或缓解,因而往往被忽视而未做进一步检查。随着病情的进展,胃部症状渐转明显出现上腹部疼痛、食欲缺乏、消瘦、体重减轻和贫血等。后期常有癌肿转移、出现腹部肿块、左锁骨上淋巴结肿大、黑便、腹水及严重营养不良等。早期胃癌诊治的 5 年、10 年生存率分别可达到 95% 和 90%。因此,要十分警惕胃癌的早期症状,正确选择合理的检查方法,以提高早期胃癌检出率,避免延误诊治。

一、病因

随着多年来临床研究的进展,可以认为胃癌的发生可能是环境中某些致癌因素和抑癌作用的复杂作用,与胃黏膜组织损伤和修复的病理变化过程中相互作用,细胞受到致癌物的攻击,并受到人体营养状况、免疫状态以及精神因素等作用的影响,经过较长时间的发展过程而逐渐发展成癌。从有关研究胃癌的发病因素来看,胃癌的发病因素是复杂的,难以用单一的或简单的因素来解释,很可能是多种因素综合作用的结果。至今,胃癌的病因仍处于探索阶段,许多问题尚待进一步研究探讨。但通过大量的流行病学调查和实验研究,已积累了大量资料。根据这些资料证实,胃癌可能与多种因素如生活习惯、饮食种类、环境因素、遗传素质及精神因素等有关,也与慢性胃炎、胃息肉、胃黏膜异形增生和肠上皮化生、手术后残胃以及长期幽门螺杆菌(Hp)感染等有一定的关系,是以下因素相互作用的结果。

(一)饮食因素

胃是重要的消化器官,又是首先与食物长期接触的脏器。因此,在研究胃癌发病因素时首先注意到饮食因素。近 30 年来,胃癌发达国家中的发病率明显下降趋势,多数国家死亡率下降达 40% 以上。分析这些国家发病率下降主要原因与饮食因素有关。其共同的特点是食物的贮藏、保存方法有明显的变化,减少了以往的烟熏等食物贮存,改变为冷冻保鲜贮存方法,食物的保鲜度有很大提高;盐的摄入量持久地下降,以及牛奶、奶制品、新鲜蔬菜、水果、肉类及鱼类的进食量有较显著的增加。减少了致癌性的多环烃类化合物的摄入。高浓度盐饮食能破坏胃黏膜保护层,有利于致癌物与胃黏膜直接接触。而牛奶及乳制品对胃黏膜有保护作用,水果、新鲜蔬菜中的大量维生素 C 又能阻断胃内致癌亚硝胺的合成,由于饮食组成中减少了引起胃癌的危险因素,增加了保护因素,从而导致胃

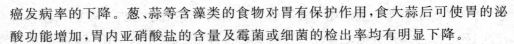

癌发病率的下降。葱、蒜等含藻类的食物对胃有保护作用,食大蒜后可使胃的泌酸功能增加,胃内亚硝酸盐的含量及霉菌或细菌的检出率均有明显下降。

(二)地理环境因素

世界各国对胃癌流行病学方面的调查表明,不同地区和种族的胃癌发病率存在明显差异。这些差异可能与遗传和环境因素有关。有些资料说明胃癌多发于高纬度地区,距离赤道越远的国家,胃癌的发病率越高。也有资料认为其发病与沿海因素有关。这里有不同饮食习惯的因素,也应考虑地球化学因素以及环境中存在致癌物质的可能。

全国胃癌综合考察流行病学组曾调查国内胃癌高发地区,如祁连山内流河系的河西走廊、黄河上游、长江下游、闽江口、木兰溪下游及太行山南段等地,发现除太行山南段为变质岩外,其余为火山岩、高泥炭,局部或其一侧有深大断层,水中 Ca/SO_4 比值小,而镍、硒和钴含量高。考察组还调查胃癌低发地区,如长江上游和珠江水系等地,发现该区为石灰岩地带,无深大断层,水中 Ca/SO_4 比值大,镍、硒和钴含量低。已知火山岩中含有 3,4 苯并芘,有的竟高达 $5.4\sim6.1\ \mu g/kg$,泥炭中有机氮等亚硝胺前体含量较高,使胃黏膜易发生损伤。此外,硒和钴可引起胃损害,镍可促进 3,4 苯并芘的致癌作用。以上地理环境因素是否为形成国内这些胃癌高发地区的原因,值得进一步探索。

(三)社会经济因素

根据调查研究,发现胃癌的发生与社会经济状况有关,经济收入低的阶层死亡率高。我国胃癌综合考察结果表明,与进食霉菌粮呈正相关。

(四)胃部疾病因素

胃部疾病及全身健康状况大量调查表明,胃癌的发生与慢性萎缩性胃炎,尤其是伴有胃黏膜异型增生以及肠上皮化生者密切相关。且与胃溃疡特别是经久不愈的溃疡有关。另外与胃息肉、胃部手术后、胃部细菌感染等有关。据报道,萎缩性胃炎的癌变率为 6%～10%,胃溃疡的癌变率为 1.96%,胃息肉的癌变率约为 5%。还有报道称,恶性贫血的患者比一般患胃癌的机会要高 5 倍。

根据纤维胃镜检查所见的黏膜形态,慢性胃炎可以分为浅表性、萎缩性和肥厚性 3 种。现已公认萎缩性胃炎是胃癌的一种前期病变,与胃息肉或肠腺化生同时存在时可能性更大。浅表性胃炎可以治愈,但也有可能逐渐转变为萎缩性胃炎。肥厚性胃炎与胃癌发病的关系不大。萎缩性胃炎颇难治愈,其组织有再生趋向,有时形成息肉,有时发生癌变。长期随访追踪可发现萎缩性胃炎发生癌变者达 10% 左右。

关于胃溃疡能否癌变的问题,一直存在着不同意见的争论。不少人认为多数癌的发生与溃疡无关。但从临床或病理学的研究中可以看到,胃溃疡与胃癌的发生存有一定关系。国内报道胃溃疡的癌变率为 5%～10%,尤其是胃溃疡病史较长和中年以上的患者并发癌变的机会较大,溃疡边缘部的黏膜上皮或腺体受胃液侵蚀而发生糜烂,在反复破坏和再生的慢性刺激下转化成癌。胃大部切除术后残胃癌的发病率远较一般人群中为高,近已受到临床工作者的重视。

任何胃良性肿瘤都有恶变可能。而上皮性的腺瘤或息肉的恶变机会更多。在直径＞2 cm 的息肉中,癌的发生率增高。有材料报道经 X 线诊断为胃息肉的患者中,20% 伴有某种恶性变;在胃息肉切除标本中,见 14% 的多发性息肉有恶变,9% 的单发息肉有恶变,这说明一切经 X 线诊断为胃息肉的病例均不要轻易放过。

胃黏膜的肠上皮化生系指胃的固有黏膜上皮转变为小肠上皮细胞的现象,轻的仅在幽门部有少数肠上皮细胞,重的受侵范围广泛,黏膜全层变厚,甚至胃体部也有肠假绒毛形成。肠腺化生的病变可能代表有害物质刺激胃黏膜后所引起的不典型增生(又称间变)。如刺激持续存在,则化生状态也可继续存在;若能经过适当治疗,化生状态可以恢复正常或完全消失,因此轻度的胃黏膜肠腺化生不能视为一种癌前期病变。有时化生的肠腺上皮超过正常限度的增生变化,这种异形上皮的不典型增生发展严重时,如Ⅲ级间变,可以视为癌前期病变。

(五)精神神经因素

大量研究证明,受过重大创伤和生闷气者胃癌的发病率相对较高,迟缓、呆板、淡漠或急躁不安者危险性相对略低,而开朗、乐观、活泼者危险性最低。

(六)遗传因素

胃癌的发生与遗传有关,有着明显的家庭聚集现象。临床工作者都曾遇到一个家族中两个以上的成员患有胃癌的情况,这种好发胃癌的倾向虽然非常少见,但至少提示了有遗传因素的可能性。有资料报道胃癌患者的亲属中胃癌的发病率要比对照组高 4 倍。在遗传因素中,不少学者注意到血型的关系。有人统计,A 型者的胃癌发病率要比其他血型的人高 20%。但也有一些报告认为不同血型者的胃癌发生率并无差异。近年来有人研究胃癌的发病与 HLA 的关系,尚待进一步做出结论。

(七)化学因素

与胃癌病因有关的因素中,化学因素占有重要地位,可能的化学致癌物主要是 N-亚硝基化合物,其他还有多环芳香烃类化合物等。某些微量元素可影响机体某些代谢环节、影响机体生理机能,而对肿瘤起着促进或抑制作用。真菌与真菌毒素的致癌作用以及与人体肿瘤病因关系,近年来也有很多研究报道,对胃癌病因来说,既有黄曲霉素等真菌毒素的致癌作用,又有染色曲霉等真菌在形成致癌物前体以及在N-亚硝基化合物合成中所起的促进作用。

1.N-亚硝基化合物

国内外大多数学者认为 N-亚硝基化合物可能是引起胃癌的主要化学致癌物。N-亚硝基化合物是亚硝酸盐与仲胺或仲酰胺反应形成的化合物。亚硝酸盐与仲胺反应形成的化合物为 N-亚硝基胺(简称N-亚硝胺或亚硝胺),亚硝酸盐与仲酰胺反应形成的化合物为 N-亚硝基酰胺(简称 N-亚硝酸胺或亚硝酸胺),二者总称 N-亚硝基化合物,也称亚硝胺类化合物。其中-R 可为各种烷基、芳香基或功能团。因-R 结构的不同,N-亚硝基化合物可以有多种。目前已在动物实验中做过实验的 N-亚硝基化合物有 300 多种,其中确有致癌性的占 75%,是当今公认环境中最重要的致癌物之一,对胃癌的病因可能有重要作用。

N-亚硝基胺经活化致癌,N-亚硝基酰胺直接致癌,N-亚硝基胺不具活性,在机体中可经代谢活化。它只能在代谢活跃的组织中致癌。N-亚硝基酰胺不需活化即可致癌。它在生理 pH 的条件下不稳定,分解后产生与 N-亚硝基胺经活化产生的相同的中间体而具致癌性。N-亚硝基酰胺可以任意分布在所有组织中,并以相等程度分布,因此能在许多不同的器官中引起肿瘤。其致癌剂量远远小于芳香胺及偶氮染料。如给大鼠 N-二乙基亚硝基胺每天少于0.1 mg/kg,即可出现食管癌及鼻腔癌。不少N-亚硝基化合物只要大剂量一次攻击即可致癌。而且无论是口服、静脉注射、肌内注射、皮下注射或局部涂抹,都可引起器官或组织癌变。已发现 N-亚硝基化合物都有致癌性,致癌的器官很多,其中包括胃、肝、肺、肾、食管、喉头、膀胱、鼻腔、舌、卵巢、睾丸、气管、神经系统、皮肤等。

不同化学结构的 N-亚硝基化合物有特异的合物,若 $R_1 = R_2$,除少数例外,一般都引起肝癌。若$R_1 \neq R_2$,特别是一个-R 为甲基,易引起胃癌、食管不同器官组织又可以激活某种 N-亚硝基化合物的酶存在以及与不同结构的 N-亚硝基化合物在机体内的代谢途径有关。

许多 N-亚硝基化合物既能溶于水又能溶于脂肪,因此它们在机体内活动范围广,致癌范围也广。并且能与其他癌物产生协同作用。

N-亚硝基化合物除有上述致癌特点外,N-亚硝基化合物及其前体在空气、土壤、水、植物及多种饮食中广泛存在,并且还可以在机体内合成。因此,其致癌作用较为重要,是目前公认的可以引起人类癌症最重要的一类化合物。

2.多环芳香烃（polycyclic aromatic hydrocarbons,PAH）

分子中含有两个或两个以上苯环结构的化合物,是最早被认识的化学致癌物。早在 1775 年英国外科医师 Pott 就提出打扫烟囱的童工,成年后多发阴囊癌,其原因就是燃煤烟尘颗粒穿过衣服擦入阴囊皮肤所致,实际上就是煤炭中的多环芳香烃所致。多环芳香烃也是最早在动物实验中获得成功的化学致癌物。在 20 世纪 50 年代以前多环芳香烃曾被认为是最主要的致癌因素,50 年代后各种不同类型的致癌物中之一类。但从总的来说,它在致癌物中仍然有很重要的地位,因为至今它仍然是数量最多的一类致癌物,而且分布极广。空气、土壤、水体及植物中都有其存在,甚至在深达地层下 50 米的石灰石中也分离出了3,4-苯并芘。在自然界,它主要存在于煤、石油、焦油和沥青中。也可以由含碳氢元素的化合物不完全燃烧产生。汽车、飞机及各种机动车辆所排出的废气中和香烟的烟雾中均含有多种致癌性多环芳香烃。露天焚烧(失火、烧荒)可以产生多种多环芳香烃致癌物。烟熏、烘烤及焙焦的食品均可受到多环芳香烃的污染。目前已发现的致癌性多环芳香烃及其致癌性的衍生物已达 400 多种。

3.霉菌毒素

通过流行病学调查,发现我国胃癌高发区粮食及食品的真菌污染相当严重。高发区慢性胃病患者空腹胃液真菌的检出率也明显高于胃癌低发区。在胃内检出的优势产生真菌中杂色曲霉占第一位,并与胃内亚硝酸盐含量及慢性胃炎病变的严重程度呈正相关。

4.微量元素

人或其他生物体内存在着几十种化学元素,有些是生命活动中必需的物质基础。它们在生物体内分布不是均一的。在各个器官、组织或体液中的含量虽因不同情况个体间有差异,但平均正常值基本处于同一水平。正常情况下,生物体一般是量出为入,缺则取之,多则排之,只有在病态时,某些元素在生物体内的含量或分布可能出现不同程度的变化。这种变化可能是致癌的原因,也可能是病理变化的结果。近年临床及动物实验证明,肿瘤的发生和发展过程中伴有体内某些元素的代谢异常。例如,某些恶性肿瘤患者血液中铜含量升高、锌含量降低及体内硒缺乏等等。一些恶性肿瘤患者体内某些元素代谢的异常可能是致癌的因素。也可能是继发的结果。国际癌症研究机构的一个工作小组通过对实验性和流行病学资料的研究,建议将所有致癌化学物质分为 3 类:第一类包括23 种物质和 7 种产品,它们对人体致癌性已肯定,其中有微量元素砷、铬及其化合物;第二类包括对人体可能具有致癌危险的物质,如微量元素镍、铍、镉等金属;铝的致癌结论不一,被列为第 3 类。另外,在动物致癌或致突变试验中,发现其他微量元素如钴、铁、锰、铅、钛和锌等的化合物也有致癌或促癌或致突变的作用。

二、扩散转移

(一)直接播散

直接播散是胃癌扩散的主要方式之一。浸润型胃癌可沿黏膜或浆膜直接向胃壁内、食管或十二指肠扩展。癌肿一旦侵及浆膜,即容易向周围邻近器官或组织如肝、胰、脾、横结肠、空肠、膈肌、大网膜及腹壁等浸润。癌细胞脱落时也可种植于腹腔、盆腔、卵巢与直肠膀胱陷窝等处。

(二)淋巴结转移

淋巴结转移占胃癌转移的 70%,胃下部癌肿常转移至幽门下、胃下及腹腔动脉旁等淋巴结,而上部癌肿常转移至胰旁、贲门旁、胃上等淋巴结。晚期癌可能转移至主动脉周围及膈上淋巴结。由于腹腔淋巴结与胸导管直接交通,故可转移至左锁骨上淋巴结。

(三)血行转移

部分患者外周血中可发现癌细胞,可通过门静脉转移至肝脏,并可达肺、骨、肾、脑、脑膜、脾和皮肤等处。

(四)种植转移

当胃癌侵至浆膜外后,癌细胞可自浆膜面脱落,种植于腹膜及其他脏器的浆膜面,形成多数转移性结节,此种情况多见于黏液癌,具有诊断意义的是直肠前陷凹的腹膜种植转移,可经直肠指检摸到肿块。

(五)卵巢转移

胃癌有易向卵巢转移的特点,目前原因不明,临床上因卵巢肿瘤做手术切除,病理检查发现为胃癌转移者,比较多见,此种转移瘤又名 Krukenberg 瘤。其转移途径除种植外,也可能是经血行或淋巴逆流所致。

三、临床表现

(一)症状

1.早期胃癌

70%以上无明显症状,随着病情的发展,可逐渐出现非特异性的、类同于胃炎或胃溃疡的症状,包括上腹部饱胀不适或隐痛、泛酸、嗳气、恶心,偶有呕吐、食欲减退、消化不良及黑便等。日本有一组查检检出的早期胃癌,60%左右的病例并无任何主诉。国内 93 例早期胃癌分析中 85％的患者有一种或一种以上的主诉,如胃病史、上腹痛、反酸、嗳气及黑便。

2.进展期胃癌也称中晚期肺癌

症状见胃区疼痛,常为咬啮性,与进食无明显关系,也有类似消化性溃疡疼痛,进食后可以缓解。上腹部饱胀感、沉重感、厌食、腹痛、恶心、呕吐、腹泻、消瘦、贫血、水肿和发热等。贲门癌主要表现为剑突下不适,疼痛或胸骨后疼痛,伴进食梗阻感或吞咽困难;胃底及贲门下区癌常无明显症状,直至肿瘤巨大而发生坏死溃破引起上消化道出血时才引起注意,或因肿瘤浸润延伸到贲门口引起吞咽困难后予重视;胃体部癌以膨胀型较多见,疼痛不适出现较晚;胃窦小弯侧以溃疡型癌最多见,故上腹部疼痛的症状出现较早,当肿瘤延及幽门口时,则可引起恶心、呕吐等幽门梗阻症状。癌肿扩散转移可引起腹水、肝大、黄疸及肺、脑、心、前列腺、卵巢和骨髓等的转移而出现相应症状。

(二)体征

绝大多数胃癌患者无明显体征,部分患者有上腹部轻度压痛。位于幽门窦或胃体的进展期胃癌有时可扪及肿块,肿块常呈结节状,质硬。当肿瘤向邻近脏器或组织浸润时,肿块常固定而不能推动,提示手术切除之可能性较小。在女性患者中,于中下腹扪及可推动的肿块时,常提示为 Krukenberg 瘤可能。当胃癌发生肝转移时,有时能在肿大的肝脏中触及结节块状物。当肝十二指肠韧带、胰十二指肠后淋巴结转移或原发灶直接浸润压迫胆总管时,可以发生梗阻性黄疸。有幽门梗阻者上腹部可见扩张之胃型,并可闻及震水声。胃癌通过圆韧带转移至脐部时在脐孔处可扪及质硬之结节;通过胸导管转移可出现左锁骨上淋巴结肿大。晚期胃癌有盆腔种植时,直肠指检于膀胱(子宫)直肠窝内可扪及结节。有腹膜转移时可出现腹水。小肠或系膜转移使肠腔缩窄可导致部分或完全性肠梗阻。癌肿穿孔导致弥漫性腹膜炎时出现腹壁板样僵硬、腹部压痛等腹膜刺激症状,亦可浸润邻近腔道脏器而形成内瘘。如胃结肠瘘者食后即排出不消化食物。凡此种种症状和体征,大多提示肿瘤已届晚期,往往已丧失了治愈机会。

(三)常见并发症临床表现

当并发消化道出血,可出现头晕、心悸、柏油样大便、呕吐咖啡色物;胃癌腹腔转移使胆总管受压时,可出现黄疸,大便陶土色;合并幽门梗阻,可出现呕吐,上腹部见扩张之胃型、闻及震水声;癌肿穿孔致弥漫性腹膜炎,可出现腹肌板样僵硬、腹部压痛等腹膜刺激征;形成胃肠瘘管,见排出不消化食物。

四、检查与诊断

对于胃癌的检查和诊断,化验仅仅是一种辅助手段。虽然各种生化指标有着各自的临床意义,但还必须结合胃癌的其他特殊检查,如 X 线钡餐检查、内镜检查、组织活检以及病史、体征等,综合分析才能得出正确的诊断结果。千万不要在没有细胞病理学诊断依据时,只见到某项指标轻度改变,就判断为胃癌,造成患者不必要的心理负担。

胃癌的检查方法比较多,一般首选内镜检查,其次是 X 线气钡双重对比造影检查。而 B 超和 CT 只用作胃癌转移病灶的检查。内镜和 X 线检查相比较各有所长,可以互为补充,提高胃癌诊断的准确率。内镜检查准确率高,能够发现许多早期胃癌,可以澄清 X 线检查的可疑发现,但对于浸润型进展期胃癌,由于病变主要在胃壁内浸润扩展,胃黏膜的改变不明显,不如 X 线钡餐检查准确。

(一)化验检查

胃癌主要化验检查如下。

1.粪便潜血试验

粪便潜血试验是指在消化道出血量很少时,肉眼不能见到粪便中带血,而通过实验室方法能检测出粪便中是否有血的一种化验。正常参考值为阴性。粪便潜血试验对消化道出血的诊断有重要价值,现常作为消化道恶性肿瘤早期诊断的一个筛选指标。在患胃癌时,往往粪便潜血试验持续呈阳性,而消化道溃疡性出血时,间断呈阳性。因此,此试验可作为良、恶性疾病的一种鉴别诊断方法。但值得注意的是,潜血阳性还见于钩虫病、肠结核、溃疡性结肠炎和结肠息肉等疾病。另外,摄入大量维生素 C 以及可引起胃肠出血的药物,如阿司匹林、皮质类固醇、非类固醇抗炎药,也可造成化学法潜血试验假阳性。

2.血清肿瘤标志物的检查

(1)癌胚抗原:CEA 最初发现于结肠癌及正常胎儿消化道内皮细胞中。血清 CEA 升高,常见于消化道癌症,也可见于其他系统疾病;此外,吸烟对血清中 CEA 的水平也有影响。因此,其单独应用于诊断的特异性和准确性不高,常与其他肿瘤标志物的检测联合应用。正常参考值血清 CEA 低于 5 ng/mL(纳克/毫升)。血清 CEA 升高可见于胃癌患者中,阳性率约为 35%。因其特异性不高,常与癌抗原 CA19-9 一起联检,用于鉴别胃的良、恶性肿瘤。可用于对病情的监测。一般情况下,病情好转时血清 CEA 浓度下降,病情恶化时升高。术前测定血中 CEA 水平,可帮助判断胃癌患者的预后。胃癌患者术前血清 CEA

浓度高于 5 ng/mL，与低于 5 ng/mL 患者相比，其术后生存率要差。对于术前 CEA 浓度高的患者，术后 CEA 水平监测还可作为早期预测肿瘤复发和化疗反应的指标。

（2）癌抗原：CA19-9 是一种与胰腺癌、胆囊癌、结肠癌和胃癌等相关的肿瘤标志物，又称胃肠道相关癌抗原。正常参考值血清 CA19-9 低于 37 U/mL（单位/毫升）。CA19-9 常与 CEA 一起用于鉴别胃的良、恶性肿瘤。部分胃癌患者血清 CA19-9 会升高，其阳性率约为 55％。可用于判断疗效。术后血清 CA19-9 降至正常范围者，说明手术疗效好；姑息手术者及有癌组织残留者术后测定值亦下降，但未达正常。术后复发者血清 CA19-9 的值一般会再次升高。因此，测定血清 CA19-9 对胃癌病情监测有积极意义，可作为判断胃癌疗效和复发的参考指标。

3.血沉

血沉的全称为"红细胞沉降率"，是指红细胞在一定条件下的沉降速度，它可帮助判断某些疾病发展和预后。一般来说，凡体内有感染或组织坏死，抑或疾病向不良性进展，血沉会加快。所以，血沉快并不特指某个疾病。正常参考值（魏氏法）为：男 0～15 mm/h；女 0～20 mm/h。约有 2/3 的胃癌患者血沉会加快。因此，血沉可作为胃癌诊断中的辅助指标。

（二）内镜检查

纤维胃镜和电子胃镜的发明和应用，是胃部疾病诊断方法的一个划时代的进步，与 X 线检查共同成为胃癌早期诊断的最有效方法，胃镜除了能明确诊断疾病外，还可为某些病症提供良好的治疗方法。内镜检查是利用光纤的特性，光线可在光纤内前进而不会流失，且光纤可随意弯曲，将光线送到消化道内，再将反射出的影像送出，供医师诊断。胃癌依其侵犯范围与程度在内视镜上有许多不同的变化，有经验的医师根据病灶是靠外观形状变化做出诊断，区别是良、恶性的病灶，必要时可立即采用活检工具直接取得，做病理化验。

根据临床经验，可把高发病年龄段（30 岁以上）并有下列情况者列入检查对象或定期复查胃镜：近期有上腹隐痛不适，食欲缺乏，特别是直系亲属中有明确胃癌病史者；有明确的消化性溃疡，但腹痛规律消失或溃疡治疗效果不明显者；萎缩性胃炎特别是有中度以上腺上皮化生或不典型增生者；胃息肉病史者，或曾因各种原因做胃大部切除术后达 5 年以上者；原因不明的消瘦、食欲缺乏、贫血等，特别是有呕血、大便潜血试验持续阳性超过 2 周者。

但许多人害怕做胃镜检查，一般在检查前要向咽部喷射 2～3 次局麻药物

（利多卡因），以减轻检查时咽部的反应。在检查时为了将胃腔充盈使黏膜显示清楚，往往要向胃内注气，患者有可能会有轻度腹胀，但很快就会消失。检查结束后有的人可能会有咽部不适感或轻微疼痛，几小时后就会消失。极少数可能引起下列并发症。①吸入性肺炎：咽部麻醉后口内分泌物或返流的胃内液体流入气管所致；②穿孔：可能因食管和胃原有畸形或病变、狭窄、憩室等在检查前未被发现而导致穿孔；③出血：原有病变如癌肿或凝血机制障碍在行活检后有可能引起出血，大的胃息肉摘除后其残端可能出血；④麻醉药物过敏：大多选用利多卡因麻醉，罕见有过敏者；⑤心脏病患者可出现短暂的心律失常、ST-T改变等。有的由于紧张可使血压升高，心率加快。必要时可服以镇静剂，一般检查都可顺利进行。

胃镜检查有以下禁忌证：①严重休克者；②重度心脏病者；③严重呼吸功能障碍；④严重的食管、贲门梗阻；脊柱或纵隔严重畸形；⑤可疑胃穿孔者；⑥精神不正常，不能配合检查者。

胃镜检查方法有其独特的优越性，一方面可以发现其他检查方法不能确诊的早期胃癌，确定胃癌的肉眼类型，还可追踪观察胃癌前期状态和病变，又能鉴别良性与恶性溃疡。胃镜还可以进行自动化的胃内形色摄影和录像、电影等动态观察，并可保存记录。其突出的优点如下：①直接观察胃内情况，一目了然为最大特点，比较小的胃癌也能发现，还能在放大情况下观察；②胃镜除了直接观察判断肿瘤的大小和形状外，还能取小块胃黏膜组织做病理检查确定是否是肿瘤以及肿瘤的类型。并可通过胃镜取胃液行胃黏膜脱落细胞学检查，以发现胃癌细胞；③胃镜采用数千束光导纤维，镜体细而柔软，采用冷光源，灯光无任何热作用，对胃黏膜无损伤；④胃镜弯曲度极大，视野广阔而且清楚，几乎无盲区，能够仔细观察胃内每一处的情况，因此，属于目前各种检查手段中确诊率最高的一种；⑤检查的同时可行治疗，胃镜检查时可喷止血药物止血，还能在胃镜下用微波、激光、电凝等方法切除胃息肉及微小胃癌，避免开腹手术之苦。

（三）X线钡餐检查

X线钡餐检查是诊断胃癌的主要方法，阳性率可达90%以上，可以观察胃的形态和黏膜的变化、蠕动障碍、排空时间等。肿块型癌主要表现为突向胃腔的不规则充盈缺损。溃疡型胃癌主要表现为位于胃轮廓内的龛影，溃疡直径通常≥2.5 cm，外围并见新月形暗影，边缘不齐，附近黏膜皱襞粗乱、中断或消失。浸润型癌主要表现为胃壁僵硬、黏膜皱襞蠕动消失，胃腔缩窄而不光滑，钡剂排出快。如整个胃受累则呈"革袋状胃"。近年来由于X线检查方法改进，使用双重摄影法等,可以观察到黏膜皱襞间隙所存在的微细病变,因而能够发现多数的早期胃癌。早期胃癌的 X 线表现,有以下几种类型。

1.隆起型

可见到小的穿凿性影和息肉样充盈缺损像,有时还能看到带蒂肿瘤的蒂。凡隆起的直径在 2 cm 以上,充盈缺损的外形不整齐,黏膜面呈不规则的颗粒状,或在突起的黏膜表面中央有类似溃疡的凹陷区,均应考虑为癌。

2.平坦型

黏膜表面不规则和粗糙,边缘不规则,凹凸不平呈结节状,出现大小、形状、轮廓与分布皆不规则的斑点。此型甚易漏诊,且须注意与正常的胃小区及增殖的胃黏膜相区别。

3.凹陷型

常需与良性溃疡鉴别,癌溃疡的龛影形状不规则,凹陷的边缘有很浅的黏膜破坏区,此黏膜破坏区可能很宽,也可能较窄,包围于溃疡的周围。

(四)超声检查

由于超声检查可清楚地显示胃壁的层次和结构,近年来被用于胃部病变的检测和分期已逐渐增多。特别是内镜超声的发展,并因其在鉴别早期胃癌和进展期胃癌及判断胃周淋巴结累及情况等方面的优点,使胃癌超声检查更受到重视。

1.经腹 B 超检查

胃 B 超检查通常采用常规空腹检查和充液检查两种方法。受检查在空腹时行常规检查以了解胃内情况和腹内其他脏器的情况,胃内充液超声检查方法,可检测胃内息肉、胃壁浸润和黏膜下病变,特别适合于胃硬癌检查。

(1)贲门癌声像图特征:在肝超声窗后方,可见贲门壁增厚,呈低回声或等回声,挤压内腔;横切面可见一侧壁增厚致使中心腔强回声偏移;饮水后可见贲门壁呈块状、结节蕈伞状、条带状增厚,并向腔内隆起,黏膜层不平整或增粗。肿瘤侵及管壁全周,则可见前后壁增厚,内腔狭窄,横断切面呈靶环征。超声对贲门癌的显示率可达 90.4%。

(2)胃癌声像图特征:在 X 线和内镜的提示下,除平坦型早期黏膜癌以外,超声一般可显示出胃癌病灶。其特征为:胃壁不同程度增厚,自黏膜层向腔内隆起;肿瘤病灶形态不规整,局限型与周围正常胃壁分界清晰,浸润型病变较广泛,晚期胃癌呈假肾征,胃充盈后呈面包圈征;肿瘤呈低回声或等回声,较大的肿瘤回声可增强不均;肿瘤局部黏膜模糊、不平整、胃壁层次结构不规则、不清晰或消失;胃壁蠕动减缓或消失,为局部僵硬之表现;合并溃疡则可见肿瘤表面回声增粗增强,呈火山口样凹陷。

肝和淋巴结转移的诊断:胃癌肝转移的典型声像图为"牛眼征"或"同心圆"结构,为多发圆形或类圆形,边界较清晰,周围有一较宽的晕带,约占半数;余半数为类圆形强回声或低回声多灶结节。超声对上腹部淋巴结的显示率与部位、大小有关。在良好的显示条件下,超声能显示贲门旁、小弯侧、幽门上、肝动脉、腹腔动脉、脾门、脾动脉、肝十二指韧带、胰后、腹主动脉周围淋巴结。大小达0.7 cm以上一般能得以显示。转移淋巴结多呈低回声,边界较清晰,呈单发或多发融合状。较大的淋巴结可呈不规则形,内部见强而不均匀的回声多为转移淋巴结内变性、坏死的表现。

2.超声波内镜检查(EUS)

超声内镜可清晰地显示胃癌的五层结构,根据肿瘤在各层中的位置和回声类型,可估价胃癌的浸润深度,另外对诊断器官周围区域性淋巴结转移有重要意义。近年来国外广泛开展的早期胃癌非手术治疗,如腹腔镜治疗、内镜治疗等,都较重视 EUS 检查的结果。

早期胃癌的声像图因不同类型而异,平坦型癌黏膜增厚,呈低回声区、凹陷型癌黏膜层有部分缺损,可侵及黏膜下层。进展期胃癌的声像图有如下表现:大面积局限性增厚伴中央区凹陷,第一、二、三层回声带消失,见于溃疡型癌;胃壁增厚及肌层不规则低回声带,见于硬性癌;黏膜下层为低回声带的肿瘤所遮断,见于侵及深层的进展型癌;清楚的腔外圆形强回声团块,可能为转移的淋巴结,或在胃壁周围发现光滑的圆形成卵圆形结构,且内部回声较周围组织为低,则认为是转移性淋巴结;第四、五层、回声带辨认不清,常为腔外组织受侵。超声内镜对判断临床分期有一定帮助,但不能区别肿瘤周围的炎症浸润及肿瘤浸润,更不能判断是否有远处转移。

(五)CT 检查

由于早期胃癌局限于胃黏膜层和黏膜下层,通常较小,而且与胃壁密度差别不大,所以,CT 对早期胃癌的诊断受到一定的限制,故不作为胃癌诊断的首选方法。CT 对中晚期胃癌的肿块常能发现,并能确定浸润范围,弥补了胃镜和钡餐检查的不足。其特点是:对胃癌的浸润深度和范围能明确了解;确定是否侵及邻近器官和有无附近大的淋巴结转移;确定有无肝、肺、脑等处转移;显示胃外肿物压迫胃的情况;CT 检查结果可为临床分期提供依据,结合胃镜或钡餐检查对确定手术方案有参考价值。

五、治疗

胃癌是我国最常见的恶性肿瘤,治疗方法主要有手术治疗,放射治疗、化疗和中医药治疗。虽然胃癌治疗至今仍以手术为主,但由于诊断水平的限制,我国早期胃癌占其手术治疗总数平均仅占 10% 左右,早期胃癌单纯手术治愈率只有 20%～40%,术后 2 年内有 50%～60% 发生转移;四分之三患者就诊时已属进展期胃癌,一部分失去手术治疗机会,一部分患者即使能够接受手术做根治性切除,其术后 5 年生存率仅 30%～40% 左右。因此,对失去手术切除机会、术后复发或转移患者应选择以下内科治疗。

(一)化疗

1.术后化疗

胃癌根治术后患者的 5 年生存率不高,为提高生存率,理论上术后应对患者进行辅助治疗。但长期以来,临床研究并未证实辅助治疗能够延长胃癌患者的生存期(OS)。针对 1992 年以前公布的辅助化疗随机临床研究进行的荟萃分析也显示,辅助化疗并不能延长患者的生存期。综观以往试验,由于入组的患者数相对较少、使用的化疗方案不强、试验组和对照组患者的选择有偏倚等因素,可能影响了研究的准确性。而西方国家最近完成的研究中,除少数认为术后辅助化疗比单纯手术有临近统计学意义的延长患者的生存期外,绝大多数研究的结论仍然是辅助化疗不能显著延长患者的生存期。在美国 INT 0116 的 Ⅲ 期临床研究中。556 例胃癌或胃食道腺癌患者,被随机分为根治性手术后接受氟尿嘧啶(5-FU)联合亚叶酸钙(LV)加放疗的辅助治疗组和仅接受根治性手术的对照组,结果显示,术后辅助放疗及化疗组的中位生存期为 36 个月,明显长于对照组 (27 个月,$P=0.005$);术后辅助放疗及化疗组的无病生存期(DFS)为 30 个月,也明显长于对照组(19 个月,$P<0.001$)。因此,美国把辅助放疗及化疗推荐为胃癌根治术后的标准治疗方案。但是,国内外不少学者对此研究的结论持有疑义,认为胃癌术后的局部复发与手术的方式、切除的范围以及手术的技巧关系密切。此研究的设计要求所有患者行 D2 手术,但试验中仅 10% 的患者接受了 D2 手术,因此,术后放疗及化疗中的放疗对仅接受 D0 或 D1 手术的患者获益更大,而对接受 D2 手术者的获益可能较小。所以,学者们认为,INT 0116 研究仅能证明术后放疗及化疗对接受 D0 或 D1 手术的患者有益。在英国的MAGIC试验中,有 68% 的患者接受了 D2 手术,结果显示,接受围术期放疗及化疗患者的 5 年生存率为 36%,仍然明显高于单纯手术组患者的 23%($P<0.001$)。目前,无论是

东方还是西方国家的学者均普遍认同单纯手术并非是可切除胃癌的标准治疗,但术后是否行辅助治疗,仍建议按照美国国家癌症综合网(NCCN)的指导原则,依据患者的一般状况、术前和术后分期以及手术的方式来做决定。

与西方的研究相比,亚洲国家的研究结果更趋于认同胃癌的辅助治疗。这可能与东西方患者中近端和远端胃癌所占的比例不同、患者的早期诊断率不同、术前分期不同以及手术淋巴结的清扫程度不同有关。最近,日本的一项入组1 059 例患者的随机Ⅲ期临床试验(ACTS-GC)中,比较了 D2 术后Ⅱ和Ⅲ期胃癌患者接受 S1 辅助化疗组与不做化疗的对照组患者的生存情况,结果显示,S1 组患者的 3 年生存率为 80.5%,明显高于对照组(70.1%,$P = 0.0024$),而且辅助化疗组患者的死亡风险降低了 32%。

2.术前化疗

在消化道肿瘤中,局部晚期胃癌的术前新辅助化疗较早引起人们的关注。从理论上说,术前化疗能降低腹膜转移的风险,降低分期,增加 R0 切除率。一些Ⅱ期临床试验表明,术前化疗的有效率为 $31\% \sim 70\%$,化疗后的 R0 切除率为 $40\% \sim 100\%$,从而延长了患者的生存期。但是,以上结论还有待于Ⅲ期临床研究的证实。

对于手术不能切除的局部晚期胃癌,如果患者年轻,一般状况较好,建议应选择较为强烈的化疗方案。一旦治疗有效,肿瘤就变成可手术切除。为了创造这种可切除的机会,选择强烈化疗,承担一定的化疗毒性风险是值得的。由于胃癌根治术后上消化道生理功能的改变,使患者在很长一段时间内体质难以恢复,辅助化疗不能如期实施。因此,应把握好术前化疗的机会,严密监控化疗的过程和效果,一旦有效,应适当增加化疗的周期数,以尽量杀灭全身微小病灶,以期延长术后的 DFS 甚至生存期。当然,术前化疗有效后,也不能因过分追求最佳的化疗疗效,过度化疗,延误最佳的手术时机。掌控新辅助化疗的周期数要因人而异,因疗效而异,虽然尚无循证医学的证据,但一般不要超过 4 个周期,而对于认为能达到 R0 切除者,术前化疗更应适可而止。

3.晚期胃癌的解救治疗

对于不能手术的晚期胃癌,应以全身化疗为主。与最佳支持治疗比较,化疗能够改善部分患者的生活质量,延长生存期,但效果仍然有限。胃癌治疗可选择的化疗药物有 5-FU、多柔比星(ADM)、表柔比星(EPI)、顺铂(PDD)、依托泊苷(VP-16)、丝裂霉素(MMC)等,但单药应用的有效率不高。联合方案中 FAMTX(5-FU+ADM+MTX)、ELF(VP-16+5-FU+LV)、CF(PDD+5-FU)和 ECF

（EPI＋PDD＋5-FU）是以往治疗晚期胃癌常用的方案，但并不是公认的标准方案。ECF方案的有效率较高，中位肿瘤进展时间（TTP）和OS较长，与FAMTX方案比较，其毒性较小，因此，欧洲学者常将ECF方案作为晚期胃癌治疗的参考方案。临床上常用的CF方案的有效率也在40％左右，中位生存期达8～10个月。因此，多数学者都将CF和ECF方案作为晚期胃癌治疗的参考方案。

紫杉醇（PTX）、多西紫杉醇（DTX）、草酸铂、伊立替康（CPT-11）等新的细胞毒药物已经用于晚期胃癌的治疗。相关临床研究显示，PTX一线治疗的有效率为20％，PCF（PTX＋PDD＋5-FU）方案治疗的有效率为50％，生存期为8～11个月；DTX治疗的有效率为17％～24％，DCF（DTX＋PDD＋5-FU）方案治疗的有效率为56％，生存期为9～10个月。另外，V325研究的终期结果表明，DCF方案优于CF方案，DCF方案的有效率（37％）高于CF（25％，$P=0.01$），TTP（5.6个月比3.7个月，$P=0.0004$）和生存期（9.2个月比8.6个月，$P=0.02$）也长于CF，因此认为，DCF方案可以作为晚期胃癌的一线治疗方案。但是DTX的血液和非血液学毒性是制约其临床应用的主要因素。探索适合中国胃癌患者的最适剂量，将是临床医师要解决的问题。草酸铂作为第3代铂类药，与PDD不完全交叉耐药，与5-FU也有协同作用。FOLFOX6方案（5-FU＋LV＋草酸铂）治疗胃癌治疗的有效率达50％。CPT-11与PDD或与5-FU＋CF联合应用的有效率分别为34％和26％，患者的中位OS分别为10.7和6.9个月。目前，口服5-FU衍生物以其方便、有效和低毒性的优点而令人关注，其中，卡培他滨或S1单药的有效率在24％～30％；与PDD联合的有效率＞50％，中位TTP＞6个月，中位OS＞10个月。

分子靶向药物联合化疗多为小样本的Ⅱ期临床试验，其中，靶向EGFR的西妥昔单抗与化疗联合一线治疗晚期胃癌的疗效在44％～65％，但其并不能明显延长患者的OS。另外，有关靶向Her-2/neu的曲妥珠单抗的个别报道，也显示了曲妥珠单抗较好的疗效。正在进行的Ⅲ期ToGA试验中比较了曲妥珠单抗联合化疗与单纯化疗的效果，但尚未得出结论。靶向血管内皮生长因子（VGFR）的贝伐单抗与化疗联合一线治疗晚期胃癌的有效率约为65％，患者的中位生存期为12.3个月。国际多中心的临床研究也正在评价贝伐单抗联合化疗与单纯化疗的效果。从目前的结果看，虽然分子靶向药物治疗胃癌的毒性不大，但费用较高，疗效尚不确定，临床效果尚需要更多的数据来评价。

一些新的化疗药物与以往的药物作用机制不同，无交叉耐药，毒性无明显的重叠，因此有可能取代老一代的药物，或与老药联合。即便如此，目前晚期胃癌一线化疗的有效率仅为 30%～50%。化疗获益后,即使继续原方案化疗,中位 TTP 也仅为 4～6 个月。因此,化疗获益后的继续化疗,只能起到巩固和维持疗效的作用。在加拿大进行的一项对 212 名肿瘤内科医师关于晚期胃癌化疗效果看法的调查结果显示,仅 41% 的医师认为化疗能延长患者的生存期,仅 59% 的医师认为化疗能改善患者的生活质量。据文献报道,传统方案化疗对患者生存期的延长比最佳支持治疗仅多 4 个月,而以新化疗药物如 CPT-11,PTX 和 DTX 为主的方案,对生存期的延长比最佳支持治疗仅多 6 个月。一般说来,三药联合的化疗方案,如 ECF、DCF、PCF 和 FAMTX 等属于较为强烈的化疗方案;而单药或两药联合的化疗,如 PF(PTX＋5-FU)、CPT-11＋5-FU 和卡培他滨等是属于非强烈的方案。Meta 分析表明,三药联合的生存优势明显,如以蒽环类药物联合 PDD 和 5-FU 的三药方案与 PDD 和 5-FU 联合的两药方案比较,患者的生存期增加了 2 个月。但是含 PDD,EPI 或 DTX 的化疗方案,毒性相对较大。目前,晚期胃癌的临床治疗重点主要为以下两个方面:①控制肿瘤生长,提高患者生活质量,使患者与肿瘤共存。因此,在治疗方案的选择上,既要考虑个体患者的身体状况、经济状况,又要考虑所选方案的有效率、毒性的种类和程度,权衡疗效和毒性的利弊;②探索新的治疗方案,以达到增效减毒的作用。如 REAL-2 的 Ⅲ 期临床研究就是以标准的 ECF 方案作为对照,通过 2×2 的设计,综合权衡疗效和毒性后,得出以草酸铂替代顺铂、卡培他滨替代5-FU后组成的 EOX 方案效果最佳的结论。

胃癌治疗的理想模式是个体化治疗,包括个体化地选择药物的种类、剂量以及治疗期限等。最近,英国皇家 Mamden 医院对一组可以手术切除的食管癌、食管和胃连接处癌患者,进行了术前基因表达图谱与术前化疗及手术后预后的分析研究。35 例患者术前接受内镜取肿瘤组织作基因图谱分析,通过术前化疗,其中有 25 例接受了手术治疗。初步的结果显示,根据基因图谱预测预后好和预后差的两组患者的生存期差异有统计学意义($P<0.001$),表明药物基因组学或蛋白质组学的研究是实现真正意义上胃癌个体化治疗的重要手段。

（二）放疗

胃癌对放疗不甚敏感,尤其是印戒细胞癌和黏液腺癌,不过,未分化、低分化、管状腺癌和乳头状腺癌还是有一定的敏感性。放疗包括术前、术中、术后放疗,主要采用钴或直线加速器产生 γ 射线进行外照射,多提倡术前及术中放疗。由于胃部的位置非常靠近其他重要的器官,在进行胃癌的放射治疗时,很难不会对其他的器官造成不良反应。在这种情况下,胃癌的放射治疗有严格的适应证与禁忌证,同时应在胃癌的放射治疗过程中服用中药来保护周围脏器。

适应证:未分化癌,低分化癌,管状腺癌、乳头状腺癌;癌灶小而浅在,直径在 6 cm 以下,最大不超过 10 cm;肿瘤侵犯未超过浆膜面,淋巴结转移在第二组以内,无周围脏器、组织受累。

禁忌证:因黏液腺癌和印戒细胞癌对放射治疗无效,故应视为禁忌证。其他禁忌证还包括癌灶直径>10 cm,溃疡深且广泛;肿瘤侵犯至浆膜面以外,有周围脏器转移。

从以上分析我们可以看出,放射治疗适用于胃癌早期,不适用于已有转移的中晚期。

1.术前、术中放疗

指对某些进展期胃癌,临床上可摸到肿块,为提高切除率而进行的术前局部照射。Smalley 等总结了胃的解剖特点和术后复发的类型,并提供了详细的放射治疗推荐方案。北京报道了一项Ⅲ期临床试验,360 例患者随机接受术前放疗再手术或单纯手术。两组患者的切除率为89.5%和 79.4%($P<0.01$)。两组术后病理 T_2 分期为 12.9% 和 4.5%($P<0.01$),T4 分期为 40.3% 和 51.3%($P<0.05$),淋巴结转移分别为 64.3% 和 84.9%($P<0.001$)。两组患者 5 年及 10 年的生存率分别为 30% 对 20%,20% 对 13%($P=0.009$)。这些数据提示术前放疗可以提高局部控制率和生存率。Skoropad 等报道,78 例可手术切除的胃癌患者随机接受单纯手术,或术前放疗(20 Gy/5 次)后再手术及术中放疗(20 Gy)。研究发现,对于有淋巴结侵犯及肿瘤侵出胃壁的患者,接受术前及术中放疗组的生存期显著优于单纯手术组。两组间在死亡率上无显著差异,提示术前放疗安全可行。关于术前放疗的大型临床研究资料有限,有待进一步的研究。

2.术后放疗及化疗

术后单纯放疗多数学者认为无效。有文献显示,术后单纯放疗未能提高生存率。术后放疗及化疗的设想合理,放疗可控制术后易发生的局部复发,化疗可以进行全身治疗,同时化疗能够起到放疗增敏的作用。5-FU 是一个最常用于与放疗联合的化疗药物,与单纯放疗相比,前者能够提高胃肠道肿瘤患者的生存期。

为了彻底了解放疗及化疗在胃癌术后辅助治疗中的疗效,INT0116 试验于 1991 年被启动。研究中共入组 603 例患者。其中 85% 有淋巴结转移,68% 为 T_3 或 T_4 期病变。患者随机分为术后同步放疗及化疗组和单纯手术组($n=281$ 和

275）。单纯手术组接受胃癌根治性切除术，同步放疗及化疗组在根治性切除术后接受如下治疗：第 1 周期化疗，每天给予 5-FU 425 mg/m^2 和 CF 20 mg/m^2，连续用 5 天；4 周后再进行同步放疗及化疗，放疗总剂量为 45 Gy，分 25 次给予，每周 5 次，共 5 周。放疗范围包括瘤床、区域淋巴结和切缘上下各 2 cm。在放疗最初 4 天及最后 3 天连续给予上述化疗，放疗完全结束后 1 个月再给予以上化疗方案 2 周期。结果显示联合化放疗组的无病复发时间明显延长（30 个月 vs 19 个月 $P < 0.001$），中位生存期明显延长（35 个月 vs 26 个月 $P = 0.006$），3 年无复发生存率（48% vs 31%）和总生存率（50% vs 41%，$P = 0.005$）均有提高。最常见 3～4 级的毒性反应为骨髓抑制（54%），胃肠道反应（33%），流感样症状（9%），感染（6%）和神经毒性（4%）。

无疑，INT0116 试验正式确立了放疗及化疗在胃癌术后辅助治疗中的地位。但是，该试验仍存在不少争议，焦点主要集中在以下几个方面。

其一，关于淋巴结的清扫范围。INT0116 中每例患者都要求进行胃癌 D2 淋巴结清扫术，但实际上仅 10% 的手术达到该标准，36% 为胃癌 D1 手术，54% 为胃癌 D0 手术（即未将 N1 淋巴结完全清扫）。因而很多学者认为，术后放疗及化疗生存率提高可能是因为弥补了手术的不完全性，并由此提出胃癌 D2 淋巴结清扫后是否有必要接受辅助放疗及化疗的疑问。Hundahl 等在回顾性研究中收集了 INT0116 试验的完整手术资料，分层分析结果显示，术后放疗及化疗对提高胃癌 D0 或 D1 手术患者的生存率有益，而对胃癌 D2 手术后的患者并无帮助。然而，INT0116 试验中接受胃癌 D2 手术的患者极少，较小的样本量使分析结果缺乏说服力。Lim 等给予 291 例 D2 手术的胃癌患者 INT0116 治疗方案，结果显示 5 年生存率和局部控制率比美国 INT0116 的研究结果更好。Oblak 等分析 123 例接受 INT0116 治疗方案的患者，其中 107 例行根治性（R0）切除，其 2 年局部控制率、无病生存率、总体生存率分别达 86%、65% 和 73%。但上述两项研究缺乏对照组。生存率和局部控制率的提高是由于手术（D2 或 R0）、放疗及化疗或二者共同作用还不能肯定。韩国的一项多中心的观察性研究比较了 544 例 D2 术后接受放疗及化疗的胃癌患者与同期 446 例仅接受 D2 术胃癌患者的复发率和生存率。结果表明放疗及化疗组的中位总生存、无复发生存时间明显优于单纯手术组，分别为 95.3 个月对 62.6 个月（$P = 0.020$），75.6 个月对 52.7 个月（$P = 0.016$）。二者的 5 年总体生存率、无复发生存率分别为 57.1% 对 51.0%（$P = 0.019\ 8$），54.5% 对 47.9%（$P = 0.016\ 1$），且放疗及化疗组的死亡风险降低了 20%。认为胃癌 D2 术后辅以放疗及化疗能提高生存率，减少复发。

第二,INT0116 试验方案的安全性,即术后放疗及化疗的毒性反应也受到关注。试验进行中近 75% 的患者出现了 >3 级的毒性反应,另有 17% 的患者因毒性反应未能完成全部疗程。术后放疗及化疗是否安全？是什么因素使患者的耐受性下降？Tormo 和 Hughes 的两个临床研究认为 INT0116 的放疗及化疗方案是安全的,毒性反应可以接受。在 INT0116 试验中,放疗方法多为传统的前后野照射,射野计划很少基于 CT 定位。而现在采用的放疗方法常为多野照射,且使用 CT 进行放疗计划,这些措施必将减轻正常组织的毒性反应。

此外,一个争议为,INT0116 试验使用的化疗药物为静脉推注的 5-FU,之后的分析发现,5-FU 的使用并没有减少腹腔外的复发(放疗及化疗组及单纯手术组的腹腔外的复发率分别为 14% 和 12%)。这就提示放疗及化疗带来的生存益处是由于放疗提高了局控率的结果。

在某种程度上,5-FU 充当了放疗增敏的角色而并未起到全身化疗的效果。当然,INT0116 试验设计于 20 世纪 80 年代,在当时静脉推注 5-FU 还是一个标准治疗。然而,单药 5-FU 在胃癌中的有效率太低,目前出现了很多有效率更高的化疗方案,可以作为更好的放疗增敏剂,及用于全身治疗。

同步放疗及化疗中是否有更好的化疗方案取代 FL/LV 方案,Leong 等在放疗同步 5-FU 输注治疗的前后使用 ECF 方案用于胃癌的辅助治疗,并采用多野放疗。3 或 4 级毒性反应发生率分别为 38%、15%,主要毒性表现为骨髓抑制(3~4 级发生率为 23%),胃肠道反应(3 级发生率为 19%)。Fuehs 等在一个含 ECF 方案的同步放疗及化疗研究也观察到相似的毒性反应,3~4 级的粒细胞减少及胃肠道反应分别为 29%、29%。目前,一个大型的 Ⅲ 期临床研究(Trial 80101)正在进行。该研究将根治性胃癌切除术的患者随机分为两组,术后的辅助治疗分别 FU/LV+放疗(45 GY)/输注的 5-FU+FU/LV 方案及 ECF+放疗(45 GY)/输注的 5-FU+ECF。其结果值得期待。

(三)生物治疗

随着分子生物学、细胞生物学和免疫学等研究的进展,胃癌的治疗已形成了除以手术治疗为主,辅以放疗、化疗外,还包括生物治疗在内的综合治疗。

胃癌生物治疗主要基于以下几个方面:①给予免疫调节剂、细胞因子或效应细胞,调动或重建受损免疫系统。增强机体抗癌能力并提高对放、化疗的耐受;②通过各种手段。促进癌细胞特异抗原表达、递呈或对免疫杀伤的敏感性,增强机体抗癌的攻击靶向力与杀伤效率;③对癌细胞生物学行为进行调节,抑制其增殖、浸润和转移,促进其分化或死亡。

代表性的治疗方法有单细胞因子和多细胞因子疗法,IL-2/LAK 疗法、TIL/IL-2疗法、单细胞抗体导向抗胃癌疗法、胃癌疫苗、主动性特异性免疫疗法及基因治疗。

1.免疫调节剂治疗

对免疫功能抑制程度较轻,一般状态较好者有一定疗效。具有代表性的免疫调节剂有卡介苗、K-432、短小棒状杆菌菌苗、左旋咪唑以及多糖类中的云芝多糖、香菇多糖等。能够非特异性提高胃癌患者单核-巨噬细胞活性与细胞因子产生,调动机体免疫系统,促进残存癌细胞的清除,减少复发与转移,支持进一步的放、化疗。

2.单克隆抗体及其交联物导向治疗

该疗法将单克隆抗体与化疗药物、毒素或放射性核素相偶联,利用抗体对癌细胞的特殊亲和力。定向杀伤癌细胞,适用于清除亚临床病灶或术后微小残存病灶,减少胃癌复发和转移。用于胃癌治疗研究的抗体主要针对其癌相关抗原或与细胞生物学行为相关的抗原。如癌胚抗原(CEA)、细胞膜转铁蛋白受体(TFR)、细胞膜表面 Fas 蛋白、与细胞恶性转化相关的表皮生长因子受体(EGFR)以及与癌组织血管形成密切相关的血管内皮生长因子(VEGF)及其受体等。但胃癌专一特异性抗体尚未发现。

目前,该疗法临床应用并不令人满意,原因可能有:鼠源性抗体,选择性不高及异源蛋白拮抗;胃癌抗原免疫性弱。异质性强致使单抗导向力降低;抗体半衰期短,与药物交联的稳定性及其生物活性间存在相互影响;抗体转运生理屏障与循环抗原封闭等。近年应用基因工程开发的人-鼠嵌合抗体、人源性单克隆抗体、单链抗体和双特异抗体等可显著提高对癌细胞的导向与亲和力。其临床效果尚有待观察。

3.细胞因子治疗

该方法适用于免疫功能损害较严重,外源性免疫调节剂已很难刺激机体产生免疫应答的患者。用于胃癌治疗的基因重组细胞因子主要有:白细胞介素-2(IL-2)、干扰素-α(IFN-α)。肿瘤坏死因子-α(TNF-α)、粒细胞集落刺激因子(G-CSF)、粒-巨噬细胞集落刺激因子(GM-CSF)。临床上多将细胞因子与放、化疗及其他生物疗法联用;也可在瘤内或区域内给药,以减轻毒副作用。细胞因子治疗研究目前多集中在:现有临床方案的改进;细胞因子结构的改良(分子修饰,提高生物活性、降低毒性);通过分子生物学技术,构造出癌特异性抗体-细胞因子融合蛋白或细胞因子基因转移等。

4.肿瘤疫苗

免疫治疗是生物治疗的主要组成部分之一。肿瘤疫苗是肿瘤特异性的主动免疫治疗,其诱导的机体特异性主动免疫应答,增强机体抗肿瘤能力的作用在动物试验中取得了肯定,许多肿瘤疫苗已进入临床试验研究,显示出良好的前景。对于胃癌的免疫研究,将有助于胃癌综合治疗的实施、消灭残癌、预防复发与转移、提高患者的生活质量和生存率。胃癌的肿瘤疫苗主要有以下几种。

(1)肿瘤抗原肽疫苗:近年来,应用肿瘤相关抗原(TAA)或肿瘤特异性抗原进行主动免疫治疗的研究发展较快。由于免疫效应细胞识别的是由抗原呈递细胞吞噬、并经 MHC 分子呈递的肽段,因此免疫活性肽的发现为肿瘤主动免疫治疗提供了新的思路,出现了以不同抗原肽为靶点的肿瘤疫苗。

(2)胚胎抗原疫苗:癌胚抗原(CEA)是最早发现的 TAA,属胚胎性癌蛋白,也是与胃癌相关的研究最多的 TAA。Zaremba 等对 CEA 肽联 CAP1 的部分氨基酸残基进行替换得到 CAP1-6D,其不仅能在体外致敏 CEA 特异的细胞毒性 T 淋巴细胞(CTL),在体内也能诱导 CEA 特异的 CTL,目前部分 CEA 疫苗已进入 I 期临床试验。曾有研究表明:在胃癌组织中分别可在胞核,胞质中识别到特异性对抗黑色素瘤抗原基因(MAGE 基因)蛋白的单克隆抗体 77B 和 57B,且 MAGE 可在大多胃癌患者中发现,故其可作为特异性免疫治疗胃癌的靶基因。但亦有报道认为 MAGE 基因多发生于进展期胃癌的晚期,在肿瘤免疫治疗中的价值值得再考虑。国内也有报道,多为混合性多价疫苗。邵莹等研究发现,应用 MAGE-3-HLA-A2 肿瘤肽疫苗可诱导产生对表达 MAGE-3 胃癌细胞特异性 CTL,这种 CTL 对胃癌细胞杀伤力很强,具有临床应用价值。

(3)其他肿瘤抗原肽疫苗:应用肿瘤细胞裂解产物经生物化学方法可以提取出肿瘤细胞的特异性抗原肽,目前这方面的研究较多。Nabeta 等从胃癌提纯了一种肿瘤抗原,称为 F4.2(一种肽),经体内、外试验证实:应用 F4.2 肿瘤肽疫苗可以诱导产生抗胃癌的特异性 CTL 细胞,有望作为一种 HLA-A31 结合性肽疫苗用于胃癌治疗。

(4)独特型抗体疫苗:抗独特型抗体(AID)具有模拟抗原及免疫调节的双重作用,同时能克服机体免疫抑制,打破免疫耐受,故能代替肿瘤抗原诱发特异性主动免疫。目前学者已成功构建了拟用于胃癌治疗的抗独特型抗体。何凤田等应用噬菌体抗体库技术成功地将胃癌单克隆抗体 MG7 改造成抗独特型抗体的单链可变区片段(ScFv),因为抗独特型抗体的 ScFv 组成及功能域的排序理想足以模拟初始抗原来激发机体的抗肿瘤免疫反应,所以其研究为应用抗独特型抗体 ScFv 治疗胃癌创造了条件。抗独特型抗体在实际应用中也存在一些问题,如肿瘤抗原决定簇出现变化时会影响抗独特型抗体疫苗的效果;大量有效抗独特型抗体的制备过程还存在一定困难以及若使用人单抗则可出现人体杂交瘤细胞不稳定、产量低等现象。这些均需通过进一步的研究解决。

(5)病毒修饰的肿瘤细胞疫苗:德国癌症中心研究开发了新城鸡瘟病毒(NDV)修饰的自体肿瘤疫苗,是目前研究较多的一种病毒修饰肿瘤细胞疫苗。主要方法是将 NDV 病毒转染肿瘤细胞,待其增生后灭活作为疫苗皮下注射。现该治疗方法在全世界范围内多中心多种癌症的临床治疗研究中取得了良好的效果,在胃癌也有应用,疗效亦较满意。

(6)树突细胞(DC)肿瘤疫苗:树突细胞(DCs)即是体内最有效的专业抗原提呈细胞,也是抗原特异性免疫应答的始动者,具有摄取、加工、呈递抗原至 T 淋巴细胞的能力,表达高水平的 MHC Ⅰ、Ⅱ 和 CD80,CD86 等共刺激分子,在免疫应答中起关键作用。以 DCs 为基础的各种疫苗在胃癌免疫治疗中取得了很大的成就。

临床采用外周血单个核细胞及自体肿瘤抗原在体外制备 DCs 疫苗,采用临床随机对照研究将50例胃癌术后患者随机分为两组,对照组予以常规化疗;疫苗治疗组常规化疗 2 周后进行 DCs 疫苗皮下注射,每周1次,共 4 次。在治疗前后相应各时相点采取患者外周血检测白细胞介素-12(IL-12)、IL-4 及干扰素 γ(IFNγ)的水平。结果疫苗治疗组患者 DCs 注射前及注射后 2 周、4 周和 8 周的外周血 IL12 的水平分别为(37±4)pg/mL,(68±6)pg/mL,(96±12)pg/mL 和(59±9)pg/mL;IFNγ 的水平分别为(61±12)pg/mL,(134±19)pg/mL,(145±20) pg/mL 和 (111 ± 15) pg/mL;IL4 的水平分别为 (55±7)pg/mL,(49±6)pg/mL,(46±5)pg/mL 和(50±8)pg/mL。而常规治疗组患者外周血 IL-12,IFN-γ 及 IL-4 的水平分别为 (39 ± 7) pg/mL,(45 ± 9) pg/mL,(44 ± 10)pg/mL,(44±6)pg/mL;(63±10)pg/mL,(61±13)pg/mL,(62±11)pg/mL,(61±7)pg/mL;(52 ± 11) pg/mL,(55 ± 9) pg/mL,(53 ± 10) pg/mL,(55±8)pg/mL。疫苗治疗组患者外周血 IL-12 及 IFN-γ 水平在疫苗治疗后明显提高,与同期正常对照组相比差异有显著意义($P < 005$)。结论 DCs 疫苗可提高胃癌患者术后外周血 IL-12 的水平,并促进 T 细胞向 Th$_1$ 方向发展,临床应用无明显不良应。

Sadanaga 等用负载 MAGE-3 肽的自身 DCs 治疗 12 例胃肠道肿瘤(胃癌 6 例),患者临床表现均有改观。其中 7 例患者的肿瘤标记物表达下降,3 例患者肿瘤有消退现象,未发现毒副作用,表明用 DCs 负载肿瘤 MAGE-3 治疗胃肠道肿瘤安全有效。目前,DC 作为体内最强的抗原呈递细胞,是肿瘤治疗的研究热点,以 DCs 为中心的肿瘤疫苗是否能给胃癌生物治疗开辟新途径尚需深入研究,尤其是更深入的临床应用研究,相信 DC 肿瘤疫苗必将给胃癌的治疗带来新的曙光。

(7)DNA 疫苗。目前,一项国家自然科学基金资助项目—构建以胃癌 MG7-Ag 模拟表位为基础的 DNA 疫苗,在第四军医大学西京医院全军消化病研究所完成。这项研究成果为胃癌的免疫治疗提供了一条新途径。胃癌 MG7-Ag 是西京医院全军消化病研究所发现的一种特异性较好的胃癌标记物,并已初步证实可以诱导抗肿瘤免疫。研究人员希望能利用 PADRE 高效辅助作用的 DNA 疫苗制备容易,诱导免疫持久、广谱的特点,研制出一种新型的胃癌疫苗应用于胃癌免疫治疗。

(四)营养治疗

恶性肿瘤患者多存在营养不良。营养不良既是癌症的并发症,又是使其恶化造成患者死亡的主要原因之一,因此,癌症患者需要营养支持以改善其生活质量。其基本方法有胃肠内营养及胃肠外营养两种。全胃及近端切除术后患者术后经肠内营养支持治疗方便、有效、安全、可靠。能改善术后患者的营养状态,在临床上有很好的应用价值。

肠内营养制剂有管饲混合奶及要素饮食两种。由于管饲混合奶渗透压及黏度高,需要肠道消化液消化。不适合术后早期肠内营养支持。要素饮食具有营养全面,易于吸收、无须消化、残渣少、黏度低及 pH 适中等特点。临床应用要素饮食过程中,未出现由于营养制剂所导致的水、电解质失衡及肠痉挛等。说明术后应用要素膳进行肠内营养治疗是一种安全、可靠的方法。因而术后早期肠内营养的制剂以要素膳为首选。

关于肠内营养开始时间及滴速的选择,Nachlas 等认为胃肠道术后短期功能障碍主要局限于胃、结肠麻痹,其中胃麻痹 1～2 天,结肠麻痹 3～5 天,而小肠功能术后多保持正常。近年来,有不少学者提倡术后早期(24 小时后)即开始肠内营养。临床采用术后 48 小时后滴入生理盐水 200 mL,如无不良反应,即于术后 72 小时开始逐渐增加滴入总量、速度及浓度直至达到需要量。由于术后患者处于应激状态,患者在大手术后的急性期内分解代谢旺盛,机体自身的保护性反应使机体动员体内的蛋白质、脂肪贮存来满足急性期代谢需要。因而,此时机体的代谢状况较混乱,不宜过早给予肠内营养支持。术后 72 小时开始为佳,这与山中英治的观点一致。

肠内营养滴注速度以 30 mL/h 的滴速开始,以后逐渐增加至 100~125 mL/h,此后维持这一速度。根据患者的耐受情况,逐步增加灌注量。全组患者在营养治疗过程中虽早期出现轻度腹胀,在继续滴注过程中腹胀均逐渐减轻,且未出现较严重的腹泻。因此,我们认为术后短期进行肠内营养治疗时,滴入速度及浓度应遵循循序渐进的原则,只要使用得当,多可取得较满意的效果。

(五)中西医结合治疗

采用化疗与中药扶正抗癌冲剂治疗Ⅲ~Ⅳ期胃癌患者,术后 5 年生存率达 73.8%,中位生存期为(54.8±3.18)月,明显高于单纯化疗。通过中西医结合达到治疗胃癌的最佳疗效。

第三节　原发性肝癌

一、原发性肝癌的病因学

目前认为肝炎病毒有 A、B、C、D、E、G 等数种以及 TTV。已经有大量的研究证明,与肝癌有关的肝炎病毒为乙、丙型肝炎病毒。即 HBV 与 HCV 慢性感染是肝癌的主要危险因素。

(一)乙型肝炎病毒与肝癌发病密切相关

HBV 与肝癌发病间的紧密联系已得到公认,国际癌症研究中心已经确认了乙型肝炎在肝癌发生中的病因学作用。据估计,全球有 3.5 亿慢性 HBV 携带者。世界范围的乙型肝炎表面抗原(HBsAg)与肝癌关系的生态学研究发现,HBsAg 的分布与肝癌的地理分布较为一致,即亚洲、非洲为高流行区。当然在局部地区,HBsAg 的分布与肝癌的地理分布不一致,例如格陵兰 HBsAg 的流行率很高,但肝癌发病率却很低。病例研究发现,80% 以上的肝癌患者都有 HBV 感染史。分子生物学研究发现,与 HBV 有关的 HCC 中,绝大多数的病例可在其肿瘤细胞 DNA 中检出 HBV DNA 的整合。研究发现,慢性 HBV 感染对肝癌既是启动因素,也是促进因素。

（二）丙型肝炎病毒（HCV）与肝癌发病的关系

据估计全球有 1.7 亿人感染 HCV。丙型肝炎在肝癌发生中的重要性首先是由日本学者提出的。IARC 的进一步研究也显示了肝癌与丙型肝炎的强烈的联系。

但有研究发现，HCV 在启东 HCC 及正常人群中的感染率并不高，因此，HCV 可能不是启东肝癌的主要病因。最近启东的病例对照研究显示，HCV 在启东 HBsAg 携带者中的流行率也不高（2.02％），HBsAg 携带者中肝癌病例与对照的 HCV 阳性率并无显著差别。

二、诊断和分期

（一）肝癌的分期

原发性肝癌的临床表现因不同的病期而不同，其病理基础、对各种治疗的反应及预后相差较大，故多年来许多学者都曾致力于制定出一个统一的分型分期方案，以利于选择治疗、评价结果和估计预后。与其他恶性肿瘤一样，对肝癌进行分期的目的是：①指导临床制定合理的治疗计划；②根据分期判断预后。③评价治疗效果并在较大范围内进行比较。因此，理想的分期方案应满足以下两个要求：①分期中各期相应的最终临床结局差别明显；②同一分期中临床结局差别很小。

1.Okuda 分期标准

日本是肝癌高发病率国家。Okuda 等根据 20 世纪 80 年代肝癌研究和治疗的进展，回顾总结了 850 例肝细胞肝癌病史与预后的关系，认为肝癌是否已占全肝的 50％、有无腹水、清蛋白是否＞30 g/L 及胆红素是否＜30 mg/L 是决定生存期长短的重要因素，并以此提出三期分期方案（表 3-1）。与非洲南部的肝癌患者情况不同，日本肝癌患者在确诊前大多已经合并了肝硬化，并有相应的症状。而且随着 20 世纪 80 年代诊断技术的提高，小肝癌已可被诊断和手术切除。因此，Okuda 等认为以清蛋白指标替代 Primack 分期中的门脉高压和体重减轻来进行分期的方案更适用于日本的肝癌患者。Okuda 称 I 期为非进展期，II 期为中度进展期，III 期为进展期。对 850 例肝癌患者的分析表明，I、II、III 期患者中位生存期分别为 11.5 个月、3.0 个月和 0.9 个月，较好地反映了肝癌患者的预后。

2.国际抗癌联盟制定的 TNM 分期

根据国际抗癌联盟（UICC）20 世纪 80 年代中期制定并颁布的常见肿瘤的 TNM 分期，肝癌的 TNM 分期如表 3-2。

表 3-1 Okuda 肝癌分期标准

分期	肿瘤大小 >50% (+)	肿瘤大小 <50% (-)	腹水 (+)	腹水 (-)	清蛋白 <0.3 g/L (3 g/dL)(+)	清蛋白 >0.3 g/L (3 g/dL)(-)	胆红素 >0.175 μmol/L (3 mg/dL)(+)
I	(-)		(-)		(-)		(-)
II	1 或 2 项(+)						
III	3 或 4 项(+)						

表 3-2 UICC 肝癌 TNM 分期

分期	T	N	M
I	T_1	N_0	M_0
II	T_2	N_0	M_0
III A	T_3	N_0	M_0
III B	$T_1 \sim T_3$	N_1	M_0
IV A	T_4	N_0, N_1	M_0
IV B	$T_1 \sim T_4$	N_0, N_1	M_1

表中,T——原发肿瘤、适用于肝细胞癌或胆管(肝内胆管)细胞癌。

Tx:原发肿瘤不明。

T_0:无原发病证据。

T_1:孤立肿瘤,最大直径在 2 cm 或以下,无血管侵犯。

T_2:孤立肿瘤,最大直径在 2 cm 或以下,有血管侵犯;或孤立的肿瘤,最大直径超过 2 cm,无血管侵犯;或多发的肿瘤,局限于一叶,最大的肿瘤直径在 2 cm 或以下,无血管侵犯。

T_3:孤立肿瘤,最大直径超过 2 cm,有血管侵犯;或多发肿瘤,局限于一叶,最大的肿瘤直径在 2 cm 或以下,有血管侵犯;或多发肿瘤,局限于一叶,最大的肿瘤直径超过 2 cm,有或无血管侵犯。

T_4:多发肿瘤分布超过一叶;或肿瘤侵犯门静脉或肝静脉的一级分支;或肿瘤侵犯除胆囊外的周围脏器;或穿透腹膜。

注:依胆囊床与下腔静脉之投影划分肝脏之两叶。

N——区域淋巴结,指肝十二指肠韧带淋巴结。

N_x:区域淋巴结不明。

N_0:区域淋巴结无转移。

N_1:区域淋巴结有转移。

M——远处转移。

M_x:远处转移不明。

M_0:无远处转移。

M_1:有远处转移。

3.我国通用的肝癌分型分期方案

根据肝癌的临床表现,1977年全国肝癌防治研究协作会议上通过了一个将肝癌分为3期的方案。该方案如下。

Ⅰ期:无明确的肝癌症状与体征者。

Ⅱ期:介于Ⅰ期与Ⅲ期之间者。

Ⅲ期:有黄疸、腹水、远处转移或恶病质之一者。

此项方案简单明了,便于掌握,在国内相当长的时间内被广泛采用,并于1990年被收录入中华人民共和国卫健委医政司编制的《中国常见恶性肿瘤诊治规范》,作为我国肝癌临床分期的一个标准。

4.1999年成都会议方案

1977年的3个分期的标准虽简便易记,但Ⅰ～Ⅲ期跨度过大,大多数患者集中在Ⅱ期,同期中病情有较大出入。因此中国抗癌协会肝癌专业委员会1999年在成都第四届全国肝癌学术会议上提出了新的肝癌分期标准(表3-3),并认为大致可与1977年标准及国际TNM分期相对应。

表3-3　成都会议原发性肝癌的分期标准

分期	数量、长径、位置	门静脉癌栓 (下腔静脉、胆管癌栓)	肝门、腹腔 淋巴结肿大	远处 转移	肝功能 Child 分级
Ⅰ	1或2个、<5 cm、在1叶	无	无	无	A
Ⅱa	1或2个、5～10 cm、在1叶,或<5 cm、在2叶	无	无	无	A 或 B
Ⅱb	1或2个、>10 cm,或3个、<10 cm、在1叶,或1或2个、5～10 cm、在2叶	无或分支有	无	无	A 或 B
Ⅲ	癌结节>3个,或>10 cm,或在2叶,或1或2个、>10 cm、在2叶	门静脉主干	有	有	C

此分期的特点是:①未采用国际TNM分期中关于T的划分,认为小血管有无侵犯是一个病理学分期标准,肝癌诊断时多数不能取得病理学检查,难以使用此项标准;②肝功能的好坏明显影响肝癌的治疗选择与预后估计,因而肝功能分

级被列入作为肝癌分期的一个重要指标。严律南等分析 504 例肝切除患者资料,认为此分期与国际 TNM 分期在选择治疗方法、估计预后方面作用相同,且应用简便,值得推广。

5.2001 年广州会议方案

在 1999 年成都会议肝癌分期标准基础上,中国抗癌协会于 2001 年底广州全国肝癌学术会议提出了新的分期标准,建议全国各肝癌治疗中心推广使用。分期方案如下。

Ⅰa:单个肿瘤直径＜3 cm,无癌栓、腹腔淋巴结及远处转移;Child A。

Ⅰb:单个或两个肿瘤直径之和＜5 cm,在半肝,无癌栓、腹腔淋巴结及远处转移;Child A。

Ⅱa:单个或两个肿瘤直径之和＜10 cm,在半肝或两个肿瘤直径之和＜5 cm,在左右两半肝,无癌栓、腹腔淋巴结及远处转移;Child A。

Ⅱb:单个或多个肿瘤直径之和＞10 cm,在半肝或多个肿瘤直径之和＞5 cm,在左右两半肝,无癌栓、腹腔淋巴结及远处转移;Child A。

有门静脉分支、肝静脉或胆管癌栓和/或 Child B。

Ⅲa:肿瘤情况不论,有门脉主干或下腔静脉癌栓、腹腔淋巴结或远处转移之一;Child A 或 B。

Ⅲb:肿瘤情况不论,癌栓、转移情况不论;Child C。

(二)肝癌的临床表现

1.首发症状

原发性肝癌患者首先出现的症状多为肝区疼痛,其次为食欲缺乏、上腹肿块、腹胀、乏力、消瘦、发热、腹泻、急腹症等。也有个别患者以转移灶症状为首发症状,如肺转移出现咯血,胸膜转移出现胸痛,脑转移出现癫痫、偏瘫,骨转移出现局部疼痛,腹腔淋巴结或胰腺转移出现腰背疼痛等。肝区疼痛对本病诊断具有一定的特征性,而其他症状缺乏特征性,常易与腹部其他脏器病变相混淆而延误诊断。

2.常见症状

(1)肝区疼痛:最为常见的症状,主要为肿物不断增长,造成肝被膜张力增大所致。肿瘤侵及肝被膜或腹壁、膈肌是造成疼痛的直接原因。肝区疼痛与原发性肝癌分期早晚有关,早期多表现为肝区隐痛或活动时痛,中、晚期疼痛多为持续性胀痛、钝痛或剧痛。疼痛与肿瘤生长部位有关,右叶肿瘤多表现为右上腹或右季肋部痛,左叶肿瘤可表现为上腹偏左或剑突下疼痛。当肿瘤侵及肝被膜时,常常表现为右肩背疼痛。当肿瘤突然破裂出血时,肝区出现剧痛,迅速波及全腹,表现为急腹症症状,伴有生命体征变化。

(2)消化道症状:可出现食欲减退、腹胀、恶心、呕吐、腹泻等。食欲减退和腹胀较为常见。食欲减退多为增大的肝脏或肿物压迫胃肠道及患者肝功能不良所致。全腹胀往往为肝功能不良伴有腹水所致。腹泻多较为顽固,每天次数可较多,为水样便或稀软便,易与慢性肠炎相混淆。大便常规检查常无脓血。

(3)发热:大多为肿瘤坏死后吸收所致的癌热,表现为午后低热,无寒战,小部分患者可为高热伴寒战。吲哚美辛可暂时退热。部分患者发热为合并胆管、腹腔、呼吸道或泌尿道感染所致。经抗生素治疗多可控制。

(4)消瘦、乏力、全身衰竭:早期患者可无或仅有乏力,肿瘤组织大量消耗蛋白质及氨基酸,加之患者胃肠道功能失调特别是食欲减退、腹泻等,使部分患者出现进行性消瘦才引起注意。当患者进入肿瘤晚期,可出现明显的乏力,进行性消瘦,直至全身衰竭出现恶病质。

(5)呕血、黑便:较为常见,多与合并肝炎后肝硬化、门静脉高压有关,也可为肿瘤侵入肝内门静脉主干造成门静脉高压所致。食管、胃底静脉曲张破裂出血可引起呕血,量较大。门脉高压所致脾肿大、脾亢引起血小板减少是产生出血倾向的重要原因。

(6)转移癌症状:肝癌常见的转移部位有肺、骨、淋巴结、胸膜、脑等。肿瘤转移到肺,可出现咯血;转移至胸膜可出现胸痛、血性胸腔积液;骨转移常见部位为脊柱、肋骨和长骨,可出现局部明显压痛、椎体压缩或神经压迫症状;转移至脑可有神经定位症状和体征。肿瘤压迫下腔静脉的肝静脉开口时可出现 Budd-Chiari 综合征。

3.常见体征

(1)肝大与肿块:肝大与肿块是原发性肝癌最主要、最常见的体征。肿块可以在肝脏局部,也可全肝大。肝表面常局部隆起,有大小不等的结节,质硬。当肝癌突出于右肋下或剑突下时,可见上腹局部隆起或饱满。当肿物位于膈顶部时,X 线可见膈局部隆起,运动受限或固定。少数肿物向后生长,在腰背部即可触及肿物。

(2)肝区压痛:当触及肿大的肝脏或局部性的肿块时,可有明显压痛,压痛的程度与压迫的力量成正比。右叶的压痛有时可向右肩部放射。

(3)脾肿大:常为合并肝硬化所致。部分为癌栓进入脾静脉,导致脾瘀血而肿大。

(4)腹水:多为晚期征象。当肝癌伴有肝硬化或癌肿侵犯门静脉时,可产生腹水,多为漏出液。当肿瘤侵犯肝被膜或癌结节破裂时,可出现血性腹水。肝癌组织中的肝动脉-门静脉瘘引起的门脉高压症临床表现以腹水为主。

(5)黄疸:多为晚期征象。当肿瘤侵入或压迫大胆管时或肿瘤转移至肝门淋巴结而压迫胆总管或阻塞时,可出现梗阻性黄疸,黄疸常进行性加重,B超或CT可见肝内胆管扩张。当肝癌合并较重的肝硬化或慢性活动性肝炎时,可出现肝细胞性黄疸。

(6)肝区血管杂音:肝区血管杂音是肝癌较特征性体征。肝癌血供丰富,癌结节表面有大量网状小血管,当粗大的动脉突然变细,可听到相应部位连续吹风样血管杂音。

(7)胸腔积液:常与腹水并存,也可为肝肿瘤侵犯膈肌,影响膈肌淋巴回流所致。

(8)Budd-Chiari综合征:当肿物累及肝静脉时,可形成癌栓,引起肝静脉阻塞,临床上可出现肝大、腹水、下肢肿胀等,符合Budd-Chiari综合征。

(9)转移灶体征:肝癌肝外转移以肺、骨、淋巴结、脑、胸膜常见,转移至相应部位可出现相应体征。

4.影像学检查

(1)肝癌的超声诊断:肝癌根据回声强弱(与肝实质回声相比)可分为如下4型。①弱回声型:病灶回声比肝实质为低,常见于无坏死或出血、质地相对均匀的肿瘤,提示癌组织血供丰富,一般生长旺盛。该型较常见,约占32.1%;②等回声型:病灶回声强度与同样深度的周围肝实质回声强度相等或相似,在其周围有明显包膜或者晕带围绕,或出现邻近结构被推移或变形时,可有助于病灶的确定,该型最少见,约占5.6%;③强回声型:其内部回声比周围实质高,从组织学上可有两种不同的病理学基础,一种是回声密度不均匀,提示肿瘤有广泛非液化性坏死或出血,或有增生的结缔组织;另一种强回声密度较均匀,是由其内弥漫性脂肪变性或窦状隙扩张所致。强回声型肝癌最常见,约占42.7%;④混合回声型:瘤体内部为高低回声混合的不均匀区域,常见于体积较大的肝癌,可能是在同一肿瘤中出现各种组织学改变所致。此型约占15.5%。

肝癌的特征性图像:①晕征:>2cm的肿瘤随着肿瘤的增大,周边可见无回声晕带,一般较细而规整,晕带内侧缘清晰是其特征,是发现等回声型肿块的重要指征。声晕产生的原因之一为肿瘤周围的纤维结缔组织形成的假性包膜所致;也可能是肿块膨胀性生长,压迫外周肝组织形成的压缩带;或肿瘤本身结构与正常肝组织之间的声阻差所致。彩超检查显示,有的晕圈内可见红、蓝彩色动静脉血流频谱,故有的声晕可能由血管构成。声晕对于提示小肝癌的诊断有重要价值。②侧方声影:上述晕征完整时,声束抵达小肝癌球体的侧缘容易发生折射效应而构成侧方声影。③镶嵌征:在肿块内出现极细的带状分隔,把肿瘤分成地图状,有时表现为线段状,此特征反映了癌组织向外浸润性生长与纤维结缔组织增生包围反复拮抗的病理过程,多个癌结节也可形成这样的图像。镶嵌征是肝癌声像图的重要特征,转移癌则罕见此征象。④块中块征:肿块内出现回声强度不同、质地不同的似有分界的区域,反映了肝癌生长发育过程中肿块内结节不同的病理组织学表现,如含肿瘤细胞成分、脂肪、血供等不同的结构所形成的不同回声的混合体。

（2）肝癌的CT表现:现在从小肝癌和进展期肝癌的CT表现及肝癌的CT鉴别诊断三方面分别讲述。

小肝癌的CT表现（图3-1、图3-2）:小肝癌在其发生过程中,血供可发生明显变化。增生结节、增生不良结节以及早期分化好的肝癌以门脉供血为主,而明确的肝癌病灶几乎均仅以肝动脉供血。其中,新生血管是肝癌多血供的基础。因此,肝脏局灶性病变血供方式的不同是CT诊断及鉴别诊断的基础。小的明确的肝癌表现为典型的高血供模式:在动脉期出现明显清晰的增强,而在门静脉期对比剂迅速流出。早期分化好的肝癌、再生结节或增生不良结节均无此特征,而表现为与周围肝组织等密度或低密度。

形态学上,小肝癌直径＜3 cm,呈结节状,可有假包膜。病理上50％～60％的病例可见假包膜。由于假包膜较薄,其CT检出率较低。CT上假包膜表现为环形低密度影,在延迟的增强影像上表现为高密度影。

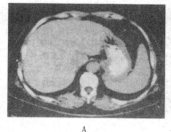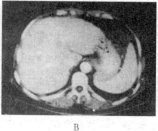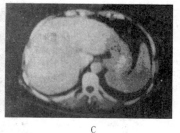

图3-1　小肝癌（直径约2 cm）CT扫描影像（一）

A.平扫显示肝脏右叶前上段圆形低密度结节影;B.增强至肝静脉期,病灶为低密度,其周围可见明确的小卫星结节病灶;C.延迟期,病灶仍为低密度

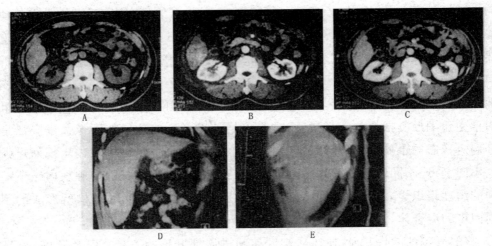

图 3-2　小肝癌(直径约 2 cm)CT 扫描影像(二)

A.平扫,可见边缘不清的低密度灶;B.动脉晚期,病变呈中度不规则环形增强;C.门脉期,病变内对比剂流出,病变密度减低;D.冠状位重建影像,可清晰显示病变;E.矢状位重建影像,病变呈不规则环形增强

进展期肝癌的 CT 表现:进展期肝癌主要可分为 3 种类型(巨块型、浸润型和弥漫型)。①巨块型肝癌边界清楚,常有假包膜形成。CT 可显示 70%~80%的含有假包膜的病例,表现为病灶周围环形的低密度影,延迟期可见其增强;癌肿内部密度不均,尤其在分化较好的肿瘤有不同程度的脂肪变性;②浸润型肝癌表现为不规则、边界不清的肿瘤,肿瘤突入周围组织,常侵犯血管,尤其是门静脉分支,形成门脉瘤栓。判断有无门脉瘤栓对于肝癌的分期及预后至关重要;③弥漫型肝癌最为少见,表现为肝脏多发的、弥漫分布的小癌结节,这些结节大小和分布趋向均匀,彼此并不融合,平扫为低密度灶。

(3)肝癌的 MRI 表现:肝癌可以是新发生的,也可以由不典型增生的细胞进展而来。在肝硬化的肝脏,肝癌多由增生不良结节发展而来。近来,一个多中心的研究结果显示,增生不良结节为肝癌的癌前病变。过去肝癌在诊断时多已为进展期病变,但近年来随着对肝硬化及病毒性肝炎患者的密切监测、定期筛查,发现了越来越多的早期肝癌。

组织学上,恶性细胞通常形成不同厚度的梁或板,由蜿蜒的网状动脉血管腔分隔。肝癌多由肝动脉供血,肝静脉和门静脉沿肿瘤旁增生,形成海绵状结构。

影像表现(图 3-3、图 3-4):肝癌的 MRI 表现可分为三类。孤立结节/肿块的肝癌占 50%,多发结节/肿块的肝癌占 40%,而弥漫性的肝癌占不到 10%。肿瘤内部有不同程度的纤维化、脂肪变、坏死及出血等使肝癌 T_1、T_2 加权像的信号表现多种多样。肝癌最常见的表现是在 T_1 加权像上为略低信号,在 T_2 加权像上为略高信号,有时在 T_1 加权像上也可表现为等信号或高信号。有文献报道 T_1 加权像上表现为等信号的多为早期分化好的肝癌,而脂肪变、出血、坏死、细胞内糖原沉积或铜沉积等均可在 T_1 加权像上表现为高信号。此外,在肝血色病基础上发生的肝癌亦表现为在所有序列上相对的高信号。T_2 加权像上高信号的多为中等分化或分化差的肝癌。有文献报道 T_2 加权像上信号的高低与肝硬化结节的恶性程度相关。肝癌的继发征象有门脉瘤栓或肝静脉瘤栓、腹水等,在 MRI 上均可清晰显示。

肝癌多血供丰富。对比剂注射早期的影像观察有助于了解肿瘤的血管结构。由于 MRI 对钆剂比 CT 图像对碘剂更加敏感,所以 MRI 有助于显示肝癌,尤其是直径 <1.5 cm 的肿瘤。Oi 等比较了多期螺旋 CT 和动态钆剂增强的 MRI,结果显示早期钆剂增强影像检出 140 个结节,而早期螺旋 CT 发现 106 个结节。在动态增强的 MRI 检查中,肝细胞特异性对比剂的应用改善了病变的显示情况。如 Mn-DPDP 的增强程度与肝癌的组织分化程度相关,分化好的比分化差的病变强化明显,良性的再生结节也明显强化。而在运用单核-吞噬细胞系统特异性对比剂 SPIO 时,肝实质的信号强度明显降低,肝癌由于缺乏 Kupffer 细胞,在 T_2 加权像上不出现信号降低,相对表现为高信号。

早期肝癌常在 T_1 加权像上表现为等/高信号,在 T_2 加权像上表现为等信号。可能是由于其中蛋白含量较高所致。直径 <1.5 cm 的小肝癌常在 T_1 加权像和 T_2 加权像上均为等信号,因此,只有在钆剂动态增强的早期才能发现均匀增强的病变。肝动脉期对于显示小肝癌最为敏感,该期小肿瘤明显强化。但此征象并不特异,严重的增生不良结节也表现为明显强化。比较特异的征象是增强后 2 分钟肿瘤信号快速降低,低于正常肝脏的信号,并可在晚期显示增强的假包膜。有学者报道,肝硬化的实质中出现结节内结节征象提示早期肝癌,表现为结节外周低信号的铁沉积和等信号的含铁少的中心。

(4)肝癌的 DSA 表现:我国原发性肝癌多为肝细胞癌(HCC),多数有乙肝病史并合并肝硬化。肝癌大多为富血管性的肿块,少数为乏血管性。全国肝癌病理协作组依据尸检大体病理表现,将肝癌分为三型:①巨块型,为有完整包膜的巨大瘤灶,或是由多个结节融合成的巨块,直径多在 5 cm 以上,占 74%;②结节型,单个小结节或是多个孤立的大小不等的结节,直径 <3 cm 者称为小肝癌,约占 22%;③弥漫型,病灶占据全肝或某一叶,肝癌常发生门静脉及肝静脉内瘤

栓,分别占 65% 和 23%。也可长入肝胆管内。

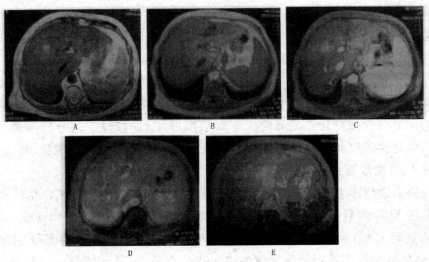

图 3-3   小肝癌(直径约 2 cm)MRI 表现

A.T_2 加权像,可见边界不光滑之结节影,呈高信号;B.屏气的梯度回波的 T_1 加权像,病灶呈略低于肝脏的信号;C.动脉期,病灶明显均匀强化,边缘不清;D.门脉期,病灶内对比剂迅速流出,病变信号强度降低;E.延迟期,未见病灶强化

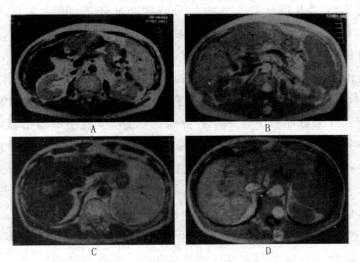

图 3-4   肝硬化(多年,多发肿块/结节型肝癌)表现

A、C 为 T_2 加权像,B、D 为 T_1 加权像;A、B 上可见肝左叶较大的不规则肿块影,边缘不光滑,呈略低 T_1 信号,略高 T_2 信号;C、D 上肝右叶前段可见小结节,呈略低 T_1 信号,略高 T_2 信号

　　肝脏 DSA 检查可以确定肿块的形态、大小和分布,显示肝血管的解剖和供血状态,为外科切除或介入治疗提供可靠的资料。由于肝癌的供血主要来自肝动脉,故首选肝动脉 DSA,对已疑为结节小病变者可应用慢注射法肝动脉 DSA,疑有门静脉瘤栓者确诊需门静脉造影。

　　肝癌的主要 DSA 表现是:①异常的肿瘤血管和肿块染色:这是肝癌的特征性表现。肿瘤血管表现为粗细不等、排列紊乱、异常密集的形态,主要分布在肿瘤的周边。造影剂滞留在肿瘤毛细血管内和间质中,则可见肿块"染色",密度明显高于周边的肝组织。肿瘤较大时,由于瘤体中心坏死和中央部分的血流较少,肿瘤中心"染色"程度可减低。②动脉分支的推压移位:瘤体较大时可对邻近的肝动脉及其分支造成推移,或形成"握球状"包绕。瘤体巨大时甚至造成胃十二指肠动脉、肝总动脉或腹腔动脉的推移。弥漫型肝癌则见血管僵直、间距拉大。③"血管湖"样改变:其形成与异常小血管内的造影剂充盈有关,显示为肿瘤区域内的点状、斑片状造影剂聚积、排空延迟,多见于弥漫型肝癌。④动-静脉瘘形成:主要是肝动脉-门静脉瘘,其次是肝动脉-肝静脉瘘。前者发生率很高,有作者统计高达 50% 以上,其发生机制在于肝动脉及分支与门静脉相伴紧邻,而肿瘤导致二者沟通。DSA 可检出两种类型。一为中央型,即动脉期见门脉主干或主枝早期显影;一为外周型,即肝动脉分支显影时见与其伴行的门脉分支显影,出现"双轨征"。下腔静脉的早期显影提示肝动-静脉瘘形成。⑤门静脉瘤栓:依瘤栓的大小和门静脉阻塞程度出现不同的征象,如腔内局限性的充盈缺损、门脉分支缺如、门脉不显影等。

　　上述造影征象的出现随肿瘤的病理分型而不同。结节型以肿瘤血管和肿瘤染色为主要表现,肿块型则还有动脉的推移,而弥漫型则多可见到血管湖和动-静脉瘘等征象。

　　5.并发症

　　(1)上消化道出血:原发性肝癌多合并有肝硬化,当肝硬化或门静脉内癌栓引起门静脉高压时,常可导致曲张的食管胃底静脉破裂出血。在手术应激状态下或化疗药物作用下,门静脉高压性胃黏膜病变可表现为大面积的黏膜糜烂及溃疡出血。上消化道出血往往加重患者的肝性脑病,成为肝癌患者死亡的原因之一。上消化道出血经保守治疗可有一部分患者症状缓解,出血得到控制。

　　(2)肝癌破裂出血:为肿瘤迅速增大或肿瘤坏死所致,部分为外伤或挤压所致肿瘤破裂出血,常出现肝区突发剧痛。肝被膜下破裂可出现肝脏迅速增大、肝区触痛及局部腹膜炎体征,B超或 CT 可证实。肝脏完全破裂则出现急腹症,可引起休克,出现移动性浊音,腹穿结合 B 超、CT 检查可证实。肝癌破裂出血是一种危险的并发症,多数患者可在短时间内死亡。

（3）肝性脑病:常为终末期表现,多由肝硬化或肝癌多发引起门静脉高压、肝功能失代偿所致,也可因上消化道出血、感染或电解质紊乱引起肝功能失代偿所致,常反复发作。

（4）旁癌综合征:原发性肝癌患者由于肿瘤本身代谢异常而产生或分泌的激素或生物活性物质引起的一组症候群称为旁癌综合征。了解这些症候群,对于肝癌的早期发现有一定现实意义。治疗这些症候群,有利于缓解患者痛苦,延长患者生存期。当肝癌得到有效治疗后,这些症候群可恢复正常或减轻。

低血糖症:原发性肝癌并发低血糖的发生率达 8%～30%。按其临床表现和组织学特征大致分为两型。A 型为生长快、分化差的原发性肝癌病程的晚期,患者有晚期肝癌的典型临床表现,血糖呈轻中度下降,低血糖易控制;B 型见于生长缓慢、分化良好的原发性肝癌早期,患者无消瘦、全身衰竭等恶病质表现,但有严重的低血糖,而且难以控制,临床上需长期静脉滴注葡萄糖治疗。发生低血糖的机制尚未完全明确,可能包括:①葡萄糖利用率增加,如肿瘤释放一些体液性因素具有类似胰岛素样作用,或肿瘤摄取过多的葡萄糖;②肝脏葡萄糖产生率降低,如肿瘤置换大部分正常肝组织或肝癌组织葡萄糖代谢改变,并产生抑制正常肝脏代谢活性的物质。

红细胞增多症:原发性肝癌伴红细胞增多症,发生率为 2%～12%,肝硬化患者出现红细胞生成素增多症被认为是发生癌变的较敏感指标。其与真性红细胞增多症的区别在于白细胞与血小板正常、骨髓仅红系增生、动脉血氧饱和度减低。红细胞增多症患者,外周血常规红细胞(男性高于 6.5×10^{12}/L,女性高于 6.0×10^{12}/L)、血红蛋白(男性高于 175 g/L,女性高于 160 g/L)、血细胞比容(男性超过 54%,女性超过 50%)明显高于正常人。少数肝硬化伴晚期肝癌患者红细胞数不高,但血红蛋白及血细胞比容相对增高,可能与后期血清红细胞生成素浓度增高,反馈抑制红细胞生成有关,患者预后较差。原发性肝癌产生红细胞增多症机制不明,可能的解释为:①肝癌细胞合成胚源性红细胞或红细胞生成素样活性物质;②肝癌产生促红细胞生成素原增多,并释放某种酶,把促红细胞生成素转变为有生物活性的红细胞生成素。

高钙血症:肝癌伴高血钙时。血钙浓度大多超过 2.75 mmol/L,表现为虚弱、乏力、口渴、多尿、厌食、恶心,如血钙超过 3.8 mmol/L 时,可出现高血钙危象,造成昏迷或突然死亡。此高血钙与肿瘤骨转移时的高血钙不同,后者伴有高血磷,临床上有骨转移征象。高钙血症被认为是原发性肝癌旁癌综合征中最为严重的一种。高血钙产生的可能原因为:①肿瘤分泌甲状旁腺激素或甲状旁腺激素样多肽,它通过刺激成骨细胞功能,诱导骨吸收增强,使骨钙进入血流;它能使肾排泄钙减少而尿磷增加,因此出现高血钙与低血磷症;②肿瘤和免疫炎症细胞产生的许多细胞活素具有骨吸收活性;③肿瘤可能制造过多的活性维生素 D 样物质,它们促进肠道钙的吸收而导致血钙增高。

高纤维蛋白原血症:高纤维蛋白原血症可能与肝癌有异常蛋白合成有关,约有 1/4 可发生在 AFP 阴性的肝癌患者中。当肿瘤被彻底切除后,纤维蛋白原可恢复正常血清水平,故可以作为肿瘤治疗彻底与否的标志。

血小板增多症:血小板增多症的产生机制可能与促血小板生成素增加有关。它和原发性血小板增多症的区别在于血栓栓塞、出血不多见,无脾肿大,红细胞计数正常。

高脂血症:高脂血症可能与肝癌细胞自主合成胆固醇有关。伴有高脂血症的肝癌患者,血清胆固醇水平与 AFP 水平平行,当肿瘤得到有效治疗后,血清胆固醇与 AFP 可平行下降,当肿瘤复发时,可再度升高。

降钙素增高:肝癌患者血清及肿瘤中降钙素含量可增高,可能与肿瘤异位合成降钙素有关。当肿瘤切除后,血清降钙素可恢复至正常水平。肿瘤分化越差,血清降钙素水平越高。伴高血清降钙素水平的肝癌患者,生存期较短,预后较差。

性激素紊乱综合征:肝癌组织产生的绒毛膜促性腺激素,导致部分患者血清绒毛膜促性腺激素水平增高。原发性肝癌合并的性激素紊乱综合征主要有肿瘤性青春期早熟、女性化和男性乳房发育。性早熟可见于儿童患者,几乎均发生于男性,其血清及尿中绒毛膜促性腺激素活性增高。癌组织中可检出绒毛膜促性腺激素,血中睾酮达到成人水平,睾丸正常大小或轻度增大,Leydig 细胞增生,但无精子形成。女性化及乳房发育的男性患者,血中催乳素及雌激素水平可增高,这与垂体反馈调节机制失常有关。当肿瘤彻底切除后,患者所有女性的特征均消失,血清中性激素水平恢复正常。

三、治疗

(一)治疗原则

原发性肝癌采用以手术为主的综合治疗。

(二)具体治疗方法

1.手术切除

手术切除是目前治疗肝癌最有效的方法。

(1)适应证:肝功能无显著异常,肝硬化不严重,病变局限,一般情况尚好,无重要器官严重病变。

(2)禁忌证:黄疸、腹水、明显低蛋白血症和肝门静脉或肝静脉内癌栓的晚期肝癌患者。

(3)手术方式:局限于一叶,瘤体直径<5 cm,行超越癌边缘 2 cm,非规则的肝切除与解剖性肝切除,可获得同样的治疗效果。伴有肝硬化时,应避免肝三叶的广泛切除术。全肝切除原位肝移植术不能提高生存率。非手术综合治疗后再行二期切除或部分切除,可以获得姑息性效果。

2.肝动脉插管局部化疗和栓塞术

目前多采用单次插管介入性治疗方法。

(1)适应证及禁忌证:癌灶巨大或弥散不能切除;或术后复发的肝癌,肝功能尚可,为最佳适应证,或作为可切除肝癌的术后辅助治疗。对不可切除的肝癌先行局部化疗及栓塞术,肿瘤缩小后再争取二期手术切除。亦可用于肝癌破裂出血的患者。严重黄疸、腹水和肝功能严重不良应视为禁忌证。

(2)插管方法:经股动脉,选择性肝动脉内置管。

(3)联合用药:顺铂(80 mg/m²)、多柔比星(50 mg/m²)、丝裂霉素(10 mg/m²)、替加氟(500 mg/m²)等。

(4)栓塞剂:采用碘油或吸收性明胶海绵并可携带抗癌药物,或用药微球作栓塞剂。

(5)局部效应:治疗后肿瘤可萎缩(50%～70%)。癌细胞坏死,癌灶有假包膜形成,瘤体或变为可切除,术后患者可有全身性反应,伴有低热,肝区隐痛和肝功能轻度异常,一周内均可恢复。

3.放射治疗

放射治疗适用于不宜切除、肝功能尚好的病例。有一定姑息疗效,或结合化疗提高疗效,对无转移的局限性肿瘤也有根治的可能。亦可作为转移灶的对症治疗。

4.微波、射频、冷冻及乙醇注射治疗

这些方法适用于肿瘤较小而又不宜手术切除者。在超声引导下进行,优点是安全、简便、创伤小。

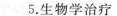

5.生物学治疗

生物学治疗主要是免疫治疗。方法很多,疗效均不确定,可作为综合治疗中的一种辅助疗法。

(三)治疗注意事项

(1)肝癌术后是否给予预防性介入治疗,存在争议。

(2)目前手术是公认的治疗肝癌最有效的方法,要积极争取手术机会,可以和其他治疗方法配合应用。

(3)肝癌的治疗要遵循适应患者病情的个体化治疗原则。

(4)各种治疗方法要严格掌握适应证,综合应用以上治疗方法可以取得更好的疗效。

(5)肝癌患者治疗后要坚持随访,定期行 AFP 检测及超声检查,以早期发现复发转移病灶。

第四节　转移性肝癌

肝脏恶性肿瘤可分为原发性肝癌和转移性肝癌两大类。原发性肝癌包括常见的肝细胞肝癌,少见的胆管细胞癌,罕见的肝血管肉瘤等。身体其他部位的癌肿转移到肝脏,并在肝内继续生长、发展,其组织学特征与原发性癌相同,称为转移性肝癌或继发性肝癌。在西方国家,继发性肝癌的发生率远高于原发性肝癌,造成这种情况的原因是多方面的,而后者的发病率低是其中的影响因素之一;我国由于原发性肝癌的发病率较高,继发性肝癌发生率相对低于西方国家,两者发病率相近。国内统计两者之比为 2∶1～4∶1,西方国家高达 20∶1 以上。在多数情况下,转移性肝癌的发生可被看成是原发性肿瘤治疗失败的结果。目前,虽然转移性肝癌的综合治疗已成为共识,但外科治疗依然被看作治疗转移性肝癌最重要、最常见的手段,尤其是对结直肠癌肝转移而言,手术治疗已被认为是一种更积极、更有效的治疗措施,其 5 年生存率目前可达 20%～40%。近年来,随着对转移性肝癌生物学特性认识的加深,肝脏外科手术技巧的改进以及围术期支持疗法的改善,转移性肝癌手术切除的安全性和成功率已大大提高,手术死亡率仅为 1.8%,5 年生存率达 33.6%。因此,早期发现、早期诊断、早期手术治疗是提高转移性肝癌远期疗效的重要途径,手术切除转移性肝癌灶可使患者获得痊愈或延长生命的机会,因此对转移性肝癌的外科治疗需持积极态度。

一、转移性肝癌的发病机制及临床诊断

(一)转移性肝癌的病理基础及来源

肝脏是全身最大的实质性器官,也是全身各种肿瘤转移的高发区域,这与肝脏本身的解剖结构、血液供应和组织学特点有关。

肝脏的显微结构表现为肝小叶,肝小叶是肝脏结构和功能的基本单位。小叶中央是中央静脉,围绕该静脉为放射状排列的单层细胞索(肝细胞板),肝板之间形成肝窦,肝窦的壁上附有 Kupffer 细胞,它具有吞噬能力。肝窦实际上是肝脏的毛细血管网,它的一端与肝动脉和门静脉的小分支相通,另一端与中央静脉相连接。肝窦直径为 9～13 mm,其内血流缓慢,肝窦内皮细胞无基底膜,只有少量网状纤维,不形成连续结构,因此,在血液和肝细胞之间没有严密的屏障结构,有助于癌细胞的滞留、浸润。此外,肝窦通透性高,许多物质可以自由通过肝窦内皮下间隙(Disse 间隙)。Disse 间隙有富含营养成分的液体,间隙大小不等,肝细胞膜上的微绒毛伸入该间隙,癌细胞进入 Disse 间隙后可逃避 Kupffer 细胞的"捕杀"。这些结构特点有助于癌细胞的滞留、生长与增生。

在血液循环方面,肝脏同时接受肝动脉和门静脉双重的血液供应,血流极为丰富,机体多个脏器的血液经门静脉回流至此,为转移癌的快速生长提供了较为充足的营养。有关转移癌的血供研究表明:当瘤体＜1 mm 时,营养主要来源于周围循环的扩散;瘤体直径达 1～3 mm 时,由肝动脉、门静脉、混合的毛细血管在肿瘤周围形成新生的血管网;当瘤体进一步增大,直径超过 1.5 cm,从血管造影等观察,血液供应 90% 主要来自肝动脉,瘤体边缘组织的部分血供可能来自门静脉,也有少部分肝脏转移癌的血液供应主要来自门静脉。

这些因素都在肝转移性肿瘤的形成中起着决定作用,使肝脏成为肿瘤容易侵犯、转移、生长的高发区域。在全身恶性肿瘤中,除淋巴结转移外,肝转移的发病率最高。据 Pickren 报道。在 9700 例尸体解剖中共发现恶性肿瘤 10 912 个,其中有肝转移者 4 444 例,占 41.4%,是除淋巴结转移(57%)外转移部位最多的器官。

转移性肝癌的发生与原发肿瘤类型、部位有关,全身各部位的癌肿,以消化道及盆腔部位(如胃、小肠、结肠、胆囊、胰腺、前列腺、子宫和卵巢等)的癌肿转移至肝脏者较为多见,临床统计转移性肝癌中腹腔内脏器癌肿占 50%～70%,有

40％～65％的结直肠癌、16％～51％的胃癌、25％～75％的胰腺癌、65％～90％的胆囊癌产生肝转移,临床资料还表明结直肠癌与其转移性肝癌同时发现者为16％～25％,大多数是在原发处切除后 3 年内出现肝转移;其次是造血系统肿瘤,占 30％;胸部肿瘤(包括肺、食管肿瘤)占 20％;还有少数来自女性生殖系、乳腺、软组织、泌尿系统的肿瘤等,如 52％的卵巢癌、27％的肾癌、25％～74％的支气管癌、56％～65％的乳腺癌、20％的黑色素瘤、10％的霍奇金病出现肝转移。肾上腺、甲状腺、眼和鼻咽部的癌肿转移至肝脏者亦不少见。中国医学科学院肿瘤医院经病理检查发现,在 83 例转移性肝癌中,原发灶来源于结直肠癌占 24％,乳腺癌占 16％,胃癌占 13％,肺癌占 8％,其他尚有食管癌、鼻咽癌、淋巴瘤、胸腺瘤、子宫内膜癌等。资料还显示,随着年龄增大,转移性肝癌发生率降低。按系统划分,转移性肝癌来源依次为消化、造血、呼吸及泌尿生殖系统等。

(二)转移途经

人体各部位癌肿转移至肝脏的途径有门静脉、肝动脉、淋巴和直接浸润四种。

1.门静脉转移

凡血流汇入门静脉系统的脏器,如食管下端、胃、小肠、结直肠、胰腺、胆囊及脾等的恶性肿瘤均可循门静脉转移至肝脏,这是原发癌播散至肝脏的重要途径。有人报道门静脉血流存在分流现象,即脾静脉和肠系膜下静脉的血流主要进入左肝,而肠系膜上静脉的血流主要汇入右肝,这些门静脉所属脏器的肿瘤会因不同的血流方向转移至相应部位的肝脏。但临床上这种肿瘤转移的分流情况并不明显,而以全肝散在性转移多见。其他如子宫、卵巢、前列腺、膀胱和腹膜后组织等部位的癌肿,亦可通过体静脉和门静脉的吻合支转移至肝;也可因这些部位的肿瘤增长侵犯门静脉系统的脏器,再转移至肝脏;或先由体静脉至肺,然后再由肺到全身循环而至肝脏。经此途径转移的肿瘤占转移性肝癌的 35％～50％。

2.肝动脉转移

任何血行播散的癌肿均可循肝动脉转移到肝脏,如肺、肾、乳腺、肾上腺、甲状腺、睾丸、卵巢、鼻咽、皮肤及眼等部位的恶性肿瘤均可经肝动脉而播散至肝脏。眼的黑色素瘤转移至肝脏者也较常见。

3.淋巴转移

盆腔或腹膜后的癌肿可经淋巴管至主动脉旁和腹膜后淋巴结,然后倒流至肝脏。消化道癌肿也可经肝门淋巴结循淋巴管逆行转移到肝脏。乳腺癌或肺癌也可通过纵隔淋巴结而逆行转移到肝脏,但此转移方式较少见。临床上更多见的是胆囊癌沿着胆囊窝的淋巴管转移到肝脏。

4.直接浸润

肝脏邻近器官的癌肿,如胃癌、横结肠癌、胆囊癌和胰腺癌等,均可因癌肿与肝脏粘连使癌细胞直接浸润而蔓延至肝脏,右侧肾脏和肾上腺癌肿也可以直接侵犯肝脏。

(三)病理学特点

转移癌的大小、数目和形态多变,少则1~2个微小病灶,多则呈多结节甚至弥漫性散在生长,也有形成巨块的,仅有约5%的肝转移灶是孤立性结节或局限于单叶。转移灶可发生坏死、囊性变、病灶内出血以及钙化等。转移性肝癌组织可位于肝脏表面,也可位于肝脏中央。癌结节外观多呈灰白色,质地硬,与周围肝组织常有明显分界,转移性肝癌灶多有完整包膜,位于肝脏表面者可有凸起或凹陷,癌结节中央可有坏死和出血。多数转移性肝癌为少血供肿瘤,少数转移性肝癌血供可相当丰富,如肾癌肝转移。来自结、直肠癌的转移性肝癌可发生钙化,钙化也可见于卵巢、乳腺、肺、肾脏和甲状腺癌肿的转移。来自卵巢与胰腺癌(特别是腺癌或囊腺癌)的转移灶可发生囊变。肉瘤的肝转移灶常表现为巨大肿块,并伴有坏死、出血等。转移性肝癌的病理组织学变化和原发病变相同,如来源于结直肠的腺癌组织学方面可显示腺状结构,来自恶性黑色素瘤的转移性肝癌组织中含有黑色素。但部分病例由于原发性癌分化较好,使肝脏转移灶表现为间变而无法提示原发病灶。与原发性肝癌不同,转移性肝癌很少合并肝硬化,一般也无门静脉癌栓形成,而已产生肝硬化的肝脏则很少发生转移性肿瘤。Jorres等报道6 356例癌症患者尸体解剖发现有300例转移性肝癌中,仅有2例伴有肝硬化,认为其原因可能是硬化的肝脏血液循环受阻和结缔组织改变限制了肿瘤转移和生长。转移性肝癌切除术后肝内复发率为5%~28%,低于原发性肝癌切除术后肝内复发率。

临床上根据发现转移性肝癌和原发肿瘤的先后分为同时转移、异时转移以及先驱性肝转移。同时转移是指初次诊断或者外科治疗原发性肿瘤时发现转移病灶,发生率为10%~25%。资料显示,年龄、性别与肝转移无关,但大城市患者发生肝转移少于小城市和农村地区,这与在大城市易得到早期检查、早期发现有关。同时性转移性肝癌发生率和临床病理分期明显相关,晚期患者中发病率较高,且多呈分散性多结节病灶。异时转移是指原发性肿瘤手术切除或局部控制后一段时间在随访中发现肝转移病灶,大多数在原发灶切除后2~3年内发现,其发生率尚不清楚。同时转移和异时转移可占肝转移的97%。先驱性肝转

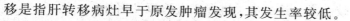

移是指肝转移病灶早于原发肿瘤发现,其发生率较低。

(四)转移性肝癌的分期

判明肿瘤分期对治疗方案选择、预后判断、疗效考核、资料对比极为重要,近几十年来国内外对转移性肝癌的分期提出了多种分类标准。

Fortner 对术后证实的肝转移进行了以下分级。①Ⅰ级:肿瘤局限在切除标本内,切缘无癌残留;②Ⅱ级:肿瘤已局部扩散,包括肿瘤破溃、直接蔓延至周围邻近器官、镜下切缘癌阳性、直接浸润至大的血管或胆管;③Ⅲ级:伴有肝外转移者,包括肝外淋巴结转移、腹腔内其他器官转移、腹腔外远处转移。

Petlavel 提出转移性肝癌的分期需要兼顾转移灶的大小、肝功能状态和肝大情况,依此将转移性肝癌分为四期。资料表明Ⅰ期预后最好,中位生存期为21.5 个月,Ⅱ、Ⅲ、Ⅳ期中位生存期分别为 10.4 个月、4.7 个月和 1.4 个月。

Genneri 认为转移性肝癌的预后主要与肝实质受侵犯的程度有关。根据转移灶的数目和肝实质受侵犯程度将转移性肝癌分为三期:Ⅰ期为单发性肝转移,侵犯肝实质 25% 以下;Ⅱ期为多发性肝转移,侵犯肝实质 25% 以下或单发性肝转移累计侵犯肝实质 25%~50%;Ⅲ期为多发性肝转移,侵犯肝实质 25%~50% 或超过 50%。他认为Ⅰ期最适合手术治疗,Ⅱ期、Ⅲ期则应侧重于综合治疗。

Petreli 进一步肯定了肝实质被侵犯的程度是影响预后最重要的因素。肝实质受侵犯程度可以通过测量肝脏被肿瘤侵犯的百分比、肝脏大小和肝功能试验(包括碱性磷酸酶和胆红素水平)来判断,其他影响预后的因素主要为转移性肝癌结节的数目以及分布(单叶或双叶)、大小、能否手术切除、出现时间(与原发灶同时或异时)、有无肝外转移、肝外侵犯的类型、患者功能状况、有无症状或并发症等。

(五)转移性肝癌的临床表现

转移性肝癌常以肝外原发性癌肿所引起的症状为主要表现,但因无肝硬化,病情发展常较后者缓慢,症状也较轻。临床表现主要包括:①原发性肿瘤的临床表现;②肝癌的临床表现;③全身状况的改变。

1.原发性肿瘤的临床表现

早期主要表现为原发肿瘤的症状,肝脏本身的症状并不明显,大多在原发肿瘤术前检查、术中探查或者术后随访时候发现。如结直肠癌出现大便性状改变、黑便、血便等;肺癌出现刺激性干咳和咯血等。部分原发性肿瘤临床表现不明显或晚于转移性肝癌,是造成转移性肝癌误诊、延诊的主要因素。继发性肝癌的临床表现常较轻,病程发展较缓慢。诊断的关键在于查清原发癌灶。

2.肝癌的临床表现

随着病情的发展,肝癌转移性肿瘤增大,肝脏转移的病理及体外症状逐渐表现出来,出现了如消瘦、乏力、发热、食欲缺乏、肝区疼痛、肝区结节性肿块、腹水、黄疸等中晚期肝癌的常见症状。也有少数患者出现继发性肝癌的症状以后,其原发癌灶仍不易被查出或隐匿不现,因此,有时与原发性肝癌难以鉴别。消瘦与恶性肿瘤的代谢消耗、进食少、营养不良有关;发热多是肿瘤组织坏死、合并感染以及肿瘤代谢产物引起,多不伴寒战;肝区疼痛是由于肿瘤迅速生长使肝包膜紧张所致;食欲缺乏是由于肝功能损害,肿瘤压迫胃肠道所致;肝区疼痛部位和癌肿部位有密切关系,如突然发生剧烈腹痛并伴腹膜刺激征和休克,多有转移性肝癌结节破裂的可能;腹部包块表现为左肝的剑突下肿块和/或右肝的肋缘下肿块,也可因转移性肝癌占位导致肝大;黄疸常由于癌肿侵犯肝内主要胆管,或肝门外转移淋巴结压迫肝外胆管所引起,癌肿广泛破坏肝脏可引起肝细胞性黄疸。

3.全身状况的改变

由于机体消耗增多和摄入减少,患者往往出现体重减轻,严重者出现恶病质。如发生全身多处转移,还可出现相应部位的症状,如肺转移可引起呼吸系统的临床表现。

(六)诊断方法

1.实验室检查

(1)肝功能检查:转移性肝癌患者在癌肿浸润初期肝功能检查多属正常,乙肝、丙型肝炎病毒感染指标往往呈阴性。随肿瘤的发展,患者血清胆红素、碱性磷酸酶(AKP)、乳酸脱氢酶(LDH)、γ-谷氨酰转肽酶(GGT)、天门冬氨酸转氨酶(AST)等升高,但由于转移性肝癌多数不伴肝炎、肝硬化等,所以肝脏的代偿功能较强。在原发性肝癌中常出现的白/球蛋白比例倒置、凝血酶原时间延长等异常,在转移性肝癌中则极少出现。在无黄疸和骨转移时,AKP活性增高对诊断转移性肝癌具有参考价值。

(2)甲胎蛋白(AFP):转移性肝癌中AFP的阳性反应较少,主要见于胃癌伴肝转移。大约15%的胃癌患者AFP阳性,其中绝大多数患者在100 μg/L以下,仅1%～2%患者超过200 μg/L。切除原发病灶后即使保留转移癌,AFP也可以降至正常水平。

(3)癌胚抗原(CEA):消化道肿瘤,特别是结直肠癌肿瘤患者的CEA检查,对于转移性肝癌的诊断十分重要。目前多数学者认为CEA检查可作为转移性肝癌的辅助诊断指标,尤其是对无肿瘤病史、肝内出现单个肿瘤病灶、无明确肝炎病史、AFP 阴性的患者,必须复查 CEA 等指标,以警惕转移性肝癌的发生。一般认为 CEA 水平迅速升高或 CEA 超过 20 μg/L 是肝转移的指征,但其变化与肿瘤大小并无正相关。若 CEA 阳性,需复查 B 超、CT、结肠镜等寻找原发病灶以明确诊断或随访。转移性肝癌术后动态监测 CEA 对于手术切除是否彻底、术后辅助化疗疗效、肿瘤复发具有重要意义。在清除所有癌灶后,CEA 可降至正常水平。原发性结直肠癌术后 2 年应定期监测,可 3 个月 1 次,如果 CEA 升高,应高度怀疑肿瘤复发,同时有 AKP、LDH、CEA 明显增高提示肝转移。CEA 升高时,有时影像学检查并无转移迹象,此时常需通过核素扫描或剖腹探查才能发现。此外,国外文献报道胆汁中的 CEA 敏感性远较血清 CEA 高。Norton 等研究发现,结直肠癌肝转移患者,胆汁 CEA 水平是血清的 29 倍,这对原发病灶在术后肝转移以及隐匿性癌灶的发现尤为重要。

(4)其他肿瘤标志物测定:其他部位的肿瘤患者如出现 5'-核苷磷酸二酯酶同工酶 V(5'-NPDV)阳性常提示存在肝内转移的可能,同时它也可以作为转移性肝癌术后疗效和复发监测的指标,但不能区分原发性和转移性肝肿瘤。其他临床常用的肿瘤标志物还有酸性铁蛋白、CA19-9、CA50、CA242 等,它们在多种肿瘤特别是消化系统肿瘤中均可增高,但组织特异性低,可作为转移性肝癌检测的综合判断指标。

2.影像学检查

影像学检查方法同原发性肝癌。转移性肝癌在影像学上可有某些特征性表现:①病灶常为多发且大小相仿;②由于病灶中央常有液化坏死。在 B 超和 MRI 上可出现"靶征"或"牛眼征";③CT 扫描上病灶密度较低,有时接近水的密度,对肝内微小转移灶(<1 cm)普通的影像学检查常难以发现而漏诊,可采用 CT 加动脉门静脉造影(CTAP),其准确率可达 96%;对这些微小转移灶的定性诊断,目前以正电子发射断层扫描(PET)特异性最强,后者以 [18]F-氟脱氧葡萄糖(^{18}F-FDG)作为示踪剂,通过评价细胞的葡萄糖代谢状况确定其良恶性。

(七)诊断

转移性肝癌的诊断关键在于确定原发病灶,其特点是:①多数有原发性肿瘤病史,以结直肠癌、胃癌、胰腺癌等最常见;②常无慢性肝病病史。如 HBV、HCV 标记物多阴性;③由于转移性肝癌很少合并肝硬化,所以体检时癌结节病灶多较硬而肝脏质地较软;④影像学显示肝内多个散在、大小相仿的占位性病变,B 超可见"牛眼"征,且多无肝硬化影像,肝动脉造影肿瘤血管较少见。

临床上诊断的依据主要有：①有原发癌病史或依据；②有肝脏肿瘤的临床表现；③实验室肝脏酶学改变，CEA 增高而 AFP 可呈阴性；④影像学发现肝内占位性病变，多为散在、多发；⑤肝脏穿刺活检证实。

对于某些组织学上证实为转移性肝癌，但不能明确或证实原发性肿瘤起源的情况，临床上并不少见，如 Kansas 大学医院所记载的 21 000 例癌症患者中，有 686 例（3.2%）未明确原发癌的部位。对于此类病例 需要通过更仔细的病史询问、更细致的体格检查以及相关的影像学和实验室检查来判断。例如原发肿瘤不明时，乳腺、甲状腺及肺可能是原发灶；粪便潜血阳性提示胃肠道癌，胃镜、结肠镜、钡餐及钡灌肠检查对诊断有帮助；疑有胰体癌时，应行胰腺扫描及血管造影等。

(八) 鉴别诊断

1.原发性肝癌

患者多来自肝癌高发区，有肝癌家族史或肝病病史，多合并肝硬化，肝功能多异常，肝癌的并发症较常见，病情重且发展迅速，AFP 等肿瘤标志呈阳性，影像学呈"失结构"占位性病变，孤立性结节型也较多见；转移性肝癌多有原发肿瘤病史和症状，很少合并肝硬化，肝功能多正常，病情发展相对缓慢，AFP 多正常，CEA 多增高，影像学发现肝脏多个散在占位结节，可呈"牛眼征"。但 AFP 阴性的原发性肝癌和原发灶不明确的转移性肝癌之间的鉴别诊断仍有一定困难，有时需依靠肝活检，当组织学检查发现有核居中央的多角形细胞、核内有胞质包涵体、恶性细胞被窦状隙毛细血管分隔、胆汁存留、肿瘤细胞群周围环绕着内皮细胞等表现时，提示为原发性而非继发性肝癌。

2.肝血管瘤

一般容易鉴别。女性多见，病程长，发展慢。临床症状多轻微，实验室酶学检查常属正常。B超见有包膜完整的与正常肝脏有明显分界的影像，其诊断符合率达 85%；CT 表现为均匀一致的低密度区，在快速增强扫描中可见特征性增强，其对血管瘤的诊断阳性率近 95%；血管造影整个毛细血管期和静脉期持续染色，可见"早出晚归"征象。

3.肝囊肿

病史较长，一般情况好，囊肿常多发，可伴多囊肾，B超提示肝内液性暗区，可见分隔，血清标志物 AFP、CEA 阴性。

4.肝脓肿

肝脓肿多有肝外感染病史，临床可有或曾有发热、肝痛、白细胞计数增高等

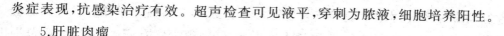

炎症表现,抗感染治疗有效。超声检查可见液平,穿刺为脓液,细胞培养阳性。

5.肝脏肉瘤

此病极少见,患者无肝脏外原发癌病史。多经病理证实。

二、治疗

(一)手术切除

与原发性肝癌一样,转移性肝癌的治疗也是以手术切除为首选,这是唯一能使患者获得长期生存的治疗手段,如大肠癌肝转移切除术后 5 年生存率可达 25%～58%,而未切除者 2 年生存率仅为 3%,4 年生存率为 0。

转移性肝癌的手术适应证近年来有逐渐放宽的趋势。最早对转移性肝癌的手术价值还存在怀疑,直到 1980 年 Adson 和 VanHeerdon 报道手术切除大肠癌肝脏孤立性转移灶取得良好效果,才确定手术切除是孤立性转移性肝癌的首选治疗方法。以后有许多研究发现,多发性与孤立性转移性肝癌切除术后在生存率上并无明显差异,因而近年来手术切除对象不只是限于孤立病灶,位于肝脏一侧或双侧的多发转移灶也包括在手术适应证内,至于可切除多发转移灶数目的上限,以往通常定为 3～4 个,有学者认为以转移灶的数目作为手术适应证的依据没有足够理由,不可机械从事,只要保证有足够的残肝量和手术切缘,任何数目的转移性肝癌均为手术切除的适应证。有肝外转移者以往被认为是手术禁忌证,近年来的研究发现,只要肝外转移灶能得到根治性切除,可获得与无肝外转移者一样好的疗效,故也为手术治疗的适应证。目前临床上掌握转移性肝癌的手术指征为:①原发灶已切除并无复发,或可切除,或已得到有效控制(如鼻咽癌行放疗后);②单发或多发肝转移灶,估计切除后有足够的残肝量并可保证足够的切缘;③无肝外转移或肝外转移灶可切除;④无其他手术禁忌证。

转移性肝癌的手术时机,原则上一经发现应尽早切除。但对原发灶切除后近期内刚发现的较小转移灶(如<2 cm)是否需要立即手术,有学者认为不必急于手术,否则很可能在手术后不久就有新的转移灶出现,对这样的病例可密切观察一段时间(如 3 个月)或在局部治疗下(如 PEI)观察,若无新的转移灶出现再做手术切除。对同时转移癌的手术时机也是一个存在争议的问题,如大肠癌在原发灶手术的同时发现肝转移者占 8.5%～26%,是同期手术还是分期手术尚有意见分歧,有学者认为只要肝转移灶可切除、估计患者能够耐受、可获得良好的切口显露,应尽可能同期行肝癌切除。

转移性肝癌的手术方式与原发性肝癌相似,但有如下几个特点:①由于转移性肝癌常为多发,术中B超检查就显得尤为重要,可以发现术前难以发现的隐匿于肝实质内的小病灶,并因此改变手术方案;②因很少伴有肝硬化,肝切除范围可适当放宽以确保阴性切缘,切缘一般要求超过 1 cm,因为阴性切缘是决定手术远期疗效的关键因素;③由于转移性肝癌很少侵犯门静脉形成癌栓,肝切除术式可不必行规则性肝叶切除,确保阴性切缘的非规则性肝切除已为大家所接受,尤其是多发转移灶的切除更为适用;④伴肝门淋巴结转移较常见,手术时应做肝门淋巴结清扫。

转移性肝癌术后复发也是一个突出的问题,如大肠癌肝转移切除术后60%~70%复发,其中50%为肝内复发,是原转移灶切除后的复发还是新的转移灶在临床上难以区别。与原发性肝癌术后复发一样,转移性肝癌术后复发的首选治疗也是再切除,其手术指征基本同第一次手术。再切除率文献报道差别较大,为 13%~53%,除其他因素外,这与第一次手术肝切除的范围有关,第一次如为局部切除则复发后再切除的机会较大,而第一次为半肝或半肝以上的切除则再切除的机会明显减小。

(二)肝动脉灌注化疗

虽然手术切除是转移性肝癌的首选治疗方法,但可切除病例仅占 10%~25%,大多数患者则因病灶广泛而失去手术机会,此时肝动脉灌注化疗(HAI)便成为这类患者的主要治疗方法。转移性肝癌的血供来源基本同原发性肝癌,即主要由肝动脉供血,肿瘤周边部分有门静脉参与供血。与全身化疗相比,HAI 可提高肿瘤局部的化疗药物浓度,同时降低全身循环中的药物浓度,因而与全身化疗相比,可提高疗效而降低药物毒性作用,已有多组前瞻性对照研究证明,HAI 对转移性肝癌的有效率显著高于全身化疗。HAI 一般经全置入性 DDS实施,后者可于术中置入;也可采用放射介入的方法置入,化疗药物多选择氟尿嘧啶(5-FU)或氟尿嘧啶脱氧核苷(FudR),后者的肝脏清除率高于前者。文献报道 HAI 治疗转移性肝癌的有效率为 40%~60%,部分病例可因肿瘤缩小而获得二期切除,对肿瘤血供较为丰富者加用碘油栓塞可使有效率进一步提高。但转移性肝癌多为相对低血供,这与原发性肝癌有所不同,为了增加化疗药物进入肿瘤的选择性,临床上有在 HAI 给药前给予血管收缩药(如血管紧张素Ⅱ等)或可降解性淀粉微球暂时使肝内血流重新分布,以达到相对增加肿瘤血流量、提高化疗药物分布的癌/肝比值之目的,从而进一步提高 HAI 的有效率。

前瞻性对照研究表明,与全身化疗相比,HAI 虽然显著提高了治疗的有效率,但未能显著提高患者的生存率,究其原因主要是由于 HAI 未能有效控制肝外转移的发生,使得原来死于肝内转移的患者死于肝外转移。因此,对转移性肝癌行 HAI 应联合全身化疗(5-FU＋四氢叶酸),或加大化疗药物的肝动脉灌注剂量,以使部分化疗药物因超过肝脏的清除率而"溢出"肝脏进入全身循环,联合使用肝脏清除率低的化疗药物,如丝裂霉素(MMC)亦可达到相同作用。

(三)其他

治疗转移性肝癌的方法还有许多,如射频、微波、局部放疗、肝动脉化疗栓塞、瘤体无水酒精注射、氩氦刀等。

第四章

血液系统肿瘤诊疗

第一节　急性白血病

一、概述

白血病是起源于造血系统的一类恶性肿瘤。其病理基础为白血病细胞自我更新增强、增殖失控、分化障碍、凋亡受阻,停滞在细胞发育的不同阶段。在骨髓和其他造血组织中,白血病细胞大量增生累积,使正常造血功能受抑制并浸润其他器官和组织。我国白血病发病率约为 2.76/10 万。在恶性肿瘤所致的病死率中,白血病居第 8 位;儿童白血病占儿童全部恶性肿瘤的 40.18%,居儿童恶性肿瘤的首位。我国白血病发病率与亚洲其他国家相近,低于欧美国家。

二、病因

人类白血病的病因尚不完全清楚。流行病学调查资料提示与下列因素有关。①生物因素:主要是病毒和免疫功能异常;②物理因素,包括 X 射线、γ 射线等电离辐射;③化学因素;④遗传因素;⑤其他血液病。

三、病理

(一)生物因素

成人 T 细胞白血病/淋巴瘤(ATL)可由人类 T 淋巴细胞病毒Ⅰ型(human T lymphocytotrophic virus-Ⅰ,HTLV-Ⅰ)所致。病毒感染机体后,作为内源性病毒整合并潜伏在宿主细胞内,一旦在某些理化因素作用下,即被激活表达而诱

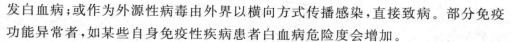

发白血病；或作为外源性病毒由外界以横向方式传播感染，直接致病。部分免疫功能异常者，如某些自身免疫性疾病患者白血病危险度会增加。

（二）物理因素

1911 年首次报道了放射工作者发生白血病的病例。据国外调查资料证实，1929—1942 年放射科医师白血病的发病率为非放射科医师的 10 倍，而后随着对防护的重视和防护措施的不断完善，发病率逐渐减少。日本广岛及长崎受原子弹袭击后，幸存者中白血病发病率比未受照射的人群高，多为急淋、急粒或慢粒白血病。照射剂量（100～900 cGy）与白血病发病率密切相关，距爆炸中心 1 km 内白血病发病率为正常人群的 100 倍，在 2 km 处则为 2.6 倍。此外，过去对强直性脊椎炎用大剂量 X 线照射，对真性红细胞增多症用^{32}P 治疗，这些患者中白血病发病率也较对照组高。电磁场的致白血病作用近年也有报道。研究表明全身或大面积照射，可使骨髓抑制和机体免疫力缺陷，染色体发生断裂和重组，染色体双股 DNA 有可逆性断裂。

（三）化学因素

苯的致白血病作用已经肯定，例如早年接触含苯胶水的制鞋工人发病率比正常人群高 3～20 倍。抗癌药中的烷化剂可引起继发性白血病，特别在淋巴瘤或免疫系统缺陷的肿瘤中多见。乙双吗啉致白血病作用近年报道甚多，该药是亚乙胺的衍生物，具有极强的致染色体畸变的作用。氯霉素、保泰松亦可能有致白血病的作用。化学物质所致的白血病，多为急性髓系白血病（AML）。在出现白血病之前，往往先有一个白血病前期阶段，常表现为全红细胞减少。

（四）遗传因素

家族性白血病约占白血病的 7/1 000。单卵孪生子，如果一个人发生白血病，另一个人的发病率为 1/5，比双卵孪生者高 12 倍。Downs 综合征（唐氏综合征）有 21 号染色体三体改变，其白血病发病率达 50/10 万，比正常人群高 20 倍。先天性再生障碍性贫血（Fanconi 贫血）、Bloom 综合征（侏儒面部毛细血管扩张）、共济失调-毛细血管扩张症及先天性免疫球蛋白缺乏症等疾病患者的白血病发病率均较高，表明白血病与遗传因素有关。

（五）其他血液病

某些血液病最终可能发展为白血病，如骨髓增生异常综合征、淋巴瘤、多发性骨髓瘤、阵发性睡眠性血红蛋白尿症等。

一般说来，白血病发生至少有两个阶段：①各种原因所致的单个细胞原癌基因决定性的突变，导致克隆性的异常造红细胞生成；②进一步的遗传学改变可能涉及一个或多个癌基因的激活和抑癌基因的失活,从而导致白血病。通常理化因素先引起单个细胞突变,而后因机体遗传易感性和免疫力低下,病毒感染、染色体畸变等激活了癌基因(如 ras 家族),并使部分抑癌基因失活(如 $p53$ 突变或失活)及凋亡抑制基因(如 $bcl\text{-}2$)过度表达,导致突变细胞凋亡受阻,恶性增殖。

四、诊断和鉴别诊断

急性白血病是一组分化停滞于较早期造血干、祖细胞的肿瘤性疾病,起病急、自然病程短,外周血和/或骨髓可见多量异常的原始和/或较早期的幼稚细胞。1976 年根据白血病细胞形态学将急性白血病分为急性髓细胞白血病(AML)和急性淋巴细胞白血病(ALL)两大类,1985 年提出修改建议,将 AML 分为 M_1、M_2、M_3、M_4、M_5、M_6 和 M_7 共 7 种亚型,ALL 分为 L_1、L_2 及 L_3 共 3 种亚型,在国际上一直沿用至今。近年来,随着对急性白血病异质性的深入认识,在形态学的基础上,结合细胞免疫表型和细胞遗传学,提出 AML 和 ALL 的 MIC 分型和 WHO 分型,使得急性白血病的诊断更为精细,对其预后估计和治疗具有更重要的指导意义。

(一)症状和体征

1.贫血

贫血是急性白血病起病时最常见的症状之一,可表现为疲乏无力、面色苍白,并在短期内进行性加剧,伴活动后头昏眼花、胸闷气急、心慌心悸等。

2.出血

出血也是急性白血病起病时最常见的症状之一,常表现为皮肤瘀点、瘀斑、鼻衄、牙龈出血或月经过多等,血小板减少是大多数患者出现这些症状和体征的原因,部分患者尤其是急性早幼粒细胞白血病(AML-M_3)患者可伴凝血功能障碍如弥漫性血管内凝血(DIC)或原发性纤维蛋白溶解亢进,此时可表现为皮肤大片瘀斑甚至血肿,针刺部位或伤口迟发性渗血不止。血小板严重减少或伴有凝血功能障碍的患者起病时尚可表现内脏出血如血尿、消化道出血、眼底出血及颅内出血等。

3.感染症状

畏寒、发热和多汗是急性白血病患者继发性感染常见的首发症状。常见的感染灶有牙龈炎、口腔溃疡、咽峡炎、上呼吸道感染或肺炎以及肛周炎或肛周脓肿等。当粒细胞缺乏时感染灶可以不明显,但往往伴有高热,提示可能发生了菌血症或败血症。严重感染的患者可表现为感染性休克。

4.髓外浸润症状

（1）淋巴结和肝脾大：淋巴结肿大一般无触痛和粘连，中等坚硬，轻到中度肿大，局限于颈、腋下和腹股沟等处，以急淋白血病较多见。纵隔淋巴结肿大常见于 T 细胞急淋白血病。白血病患者可有轻至中度肝脾大，除非慢粒白血病急性变，巨脾很罕见。

（2）骨和关节疼痛：胸骨体下端压痛是急性白血病患者常见的体征，往往具有诊断意义，起病时其他部位尤其长骨的干骺端感觉疼痛或压痛也不少见。关节痛大多固定在一个或几个关节，但也可以是游走性的，这种情况在患儿尤其多见，初诊时常误诊为风湿病。

（3）口腔和皮肤：急性单核细胞和急性粒-单核细胞性白血病时，白血病细胞浸润可使牙龈增生、肿胀；可出现蓝灰色斑丘疹或皮肤粒细胞肉瘤，局部皮肤隆起，变硬，呈紫蓝色皮肤结节。

（4）眼部浸润：粒细胞白血病形成的粒细胞肉瘤或称绿色瘤常累及骨膜，以眼眶部最常见，可引起眼球突出、复视或失明。

（5）中枢神经系统白血病（centraLnervous system leukemia,CNSL）：由于化疗药物难以通过血-脑脊液屏障，隐藏在中枢神经系统的白血病细胞不能有效被杀灭，因而引起 CNSL。CNSL 可发生在疾病各个时期，但常发生在缓解期。以急淋白血病最常见，患儿尤甚。临床上表现为头痛、恶心呕吐、颈项强直、甚至抽搐、昏迷。脊髓浸润时可发生截瘫。神经根浸润可产生各种麻痹症状。

（6）睾丸浸润：多见于 ALL 化疗缓解后的男性幼儿或青年，是仅次于 CNS-L 的白血病髓外复发的根源，在初发者少见。常表现为单侧睾丸无痛性肿大，另一侧虽不肿大，但活检时往往也可发现有白血病细胞浸润。

（7）绿色瘤：为髓系细胞的实体肿瘤，又称粒细胞肉瘤，是由成堆的急性粒细胞白血病细胞形成的结节或小肿块。它可以是 AML 患者初治和复发时的首发体征，多见于伴 t(8;21)或 t(9;22)的 AML 患者，在 AML 患者发生率为 3%～7%，儿童较成人常见。此外，绿色瘤可见于慢性髓性白血病患者，也可以是原发的，即未侵犯骨髓，而不见于所有的患者。绿色瘤可发生在多种部位，包括皮肤、软组织、骨膜、骨（颅骨、眼眶等）、脊髓膜、脑、淋巴结、鼻旁窦、乳腺、卵巢、子宫、睾丸、前列腺、胃肠道、肺和纵隔等，触之坚硬，压之不痛。有时组织学诊断比较困难，需与大细胞淋巴瘤、浆细胞瘤和嗜酸性肉芽肿等相鉴别。一旦疑及本证，在进行病理切片检查同时，必须行肿块的印片瑞氏染色检查，如发现嗜天青颗粒或奥氏小体即可确诊，有时需进行 MPO 和其他髓系抗原的免疫细胞化学检查，以确定是否为髓系来源。

(8)浸润其他器官:其他器官的浸润白血病细胞还可以浸润肾、肺、胸膜、心脏、心包和胃肠道等多种脏器而引起多种多样的临床表现,但这些脏器很少于发病初期就出现相应的症状和体征。

(二)检查

除上述临床表现外,下列辅助检查亦有助于本病明确诊断。

1.实验室检查

(1)外周血常规。①白细胞:在 ALL 中,初诊时 70％患者的白细胞总数升高,30％患者正常或减少。在 AML 中,白细胞总数升高、正常和减少的患者约各占 1/3,约 85％患者白细胞分类可以发现白血病细胞。白细胞计数明显升高多见于 AML-M_4 或 AML-M_5 型,部分患者可超过100×10^9/L,即高白细胞血症,常伴有 CNSL 或肺浸润,预后较差。白细胞计数减少多见于 AML-M_3 型,部分患者的白细胞计数$<1\times10^9$/L。大部分急性白血病患者外周血白细胞分类可发现原始和幼稚淋巴细胞,而嗜中性粒细胞比例则明显减少。②红细胞和血红蛋白:大多数患者起病时红细胞和血红蛋白均有不同程度的减少,并且进展较为迅速,多表现为正细胞正色素性贫血。红细胞可有轻度大小不等和异形,网织红细胞计数可以轻度升高,在少数患者尚可出现幼红细胞,尤其见于 AML-M_6。③血小板:绝大多数患者的血小板计数均有不同程度的减少,严重者初诊时血小板计数$<2\times10^9$/L,极少数患者早期可能正常,但不久就会减少。

(2)骨髓常规:骨髓液涂片检查是诊断急性白血病必备的手段。大部分急性白血病患者的骨髓常规呈增生显著活跃或极度活跃,骨髓中经常充满着白血病性原始或早期幼稚细胞,在去红细胞系的有核细胞计数中最少占 30％。部分患者因存在大量白血病细胞,骨穿时骨髓呈干抽或骨髓液容易凝固。白血病细胞与相对应的正常细胞比较往往有形态的异常,表现为胞体较大,可有大小不均现象,核浆比例增大,核、浆发育不平衡,核染色质呈细网状,核仁常多见而明显,有丝分裂象多见,可见对镜细胞及其他各种畸形细胞。正常的骨髓细胞显著减少,包括比早幼粒细胞更成熟的各阶段粒系细胞、正常红系细胞和巨核细胞。部分患者骨髓常规呈增生低下,甚至与稀释性骨髓常规相似,多见于老年患者。这类患者的骨髓涂片中不易找到白血病细胞,容易与再生障碍性贫血(AA)及骨髓增生异常综合征(MDS)等疾病相混淆,需进一步行骨髓活检物滚片染色检查和病理学检查加以鉴别。此外,少数患者可伴有骨髓纤维化,也需结合骨髓活检滚片或病理学检查而确诊。

(3)骨髓病理:大部分急性白血病患者的骨髓病理学检查显示,正常三系造血细胞混杂分布的图像消失,结构脂肪消失,代之以大量的原始和/或早期的幼稚细胞几乎占据整个骨髓腔。部分患者的骨髓病理图像中可见到残留的正常造血成分,其中多为中幼粒细胞,嗜酸性粒细胞和幼红细胞,并伴有异常原始细胞不均匀的浸润,这些改变多见于由 MDS 转化而来的急性白血病。少部分患者中可见结构脂肪占据绝大部分骨髓腔,在结构脂肪的间隙散在造血细胞,并可见多量的异常原始细胞,如果不仔细观察容易误诊为 AA,这种情况多见于低增生型MDS 转变而来的急性白血病及老年患者。因此,在急性白血病诊断中,当骨髓穿刺涂片检查失败的时候,骨髓活检病理学检查是一个不可缺少的补充手段。此外,与骨髓涂片检查比较,骨髓病理检查对骨髓增生程度的判断更为客观可靠,并且尚能反映是否存在骨髓纤维化及其程度。

2.细胞形态学检查

细胞形态学检查是诊断急性白血病最基本的手段,由于在诊断中异常原始细胞和幼稚细胞的比例是诊断急性白血病的关键,因此首先必须在形态学上认识这些细胞。现将国内、外学者普遍认同的各种白血病细胞的形态特点分别描述如下。

(1)原始细胞(粒细胞或单核细胞)Ⅰ型原始细胞核/浆比例高,核染色质细致,有一个或多个明显的核仁,细胞质不成熟并且不含颗粒。

(2)原始细胞(粒细胞或单核细胞)Ⅱ型与原始细胞Ⅰ型相似,胞质量较少,含少量细小颗粒,不含粗大颗粒。

(3)异常的早幼粒细胞常呈椭圆形,核偏于一侧,另一端胞质中有异常颗粒,这些颗粒有的粗大,可覆盖细胞核,有的较细。并且,胞质中常伴有 Auer 小体,有时甚至多如柴捆。

(4)异常的中性中幼粒细胞的核浆发育显著不平衡,胞质呈橘黄色或偏碱,胞核有 1～2 个大核仁。

(5)异常中性晚幼粒细胞的胞质中有中性粒细胞,可有空泡,核可有凹陷,在核凹陷处有一淡染区,更重要的是仍可见核仁。

(6)异常的嗜酸性粒细胞的胞质中除有典型的嗜酸性颗粒外,还有大的不成熟嗜碱颗粒,并可存在不分叶的核。

(7)异常的幼稚单核细胞的细胞核扭曲或折叠,胞质呈灰蓝色,散在嗜天青颗粒。

(8)异常的原始巨核细胞形态多样,胞体可非常小,伴致密的核染色质,也可有较大的胞体伴致密的网状核染色质及1~3个明显的核仁,胞质可见气泡。光镜下可有淋巴样小巨核细胞、单圆核巨核细胞、多圆核巨核细胞、大单圆核巨核细胞、多分叶巨核细胞等。

(9)异常的幼稚红细胞细胞巨幼样变,双核或多核。

(10)L_1型原始和幼淋巴细胞以小细胞(直径$\leqslant$12 μm)为主。胞质较少,核型规则,核仁不清楚。

(11)L_2型原始和幼淋巴细胞以大细胞(直径>12 μm)为主。胞质较多,核型不规则,常见凹陷或折叠,核仁明显。

(12)L_3型原始和幼淋巴细胞以大细胞为主,大小较一致,胞质较多,细胞内有明显空泡,胞质嗜碱性,染色深,核型较规则,核仁清楚。

3.细胞免疫表型检查

细胞免疫表型检查已成为现代白血病诊断中的重要手段之一,在急性白血病各亚型之间及其与相关疾病之间的鉴别诊断中具有重要的应用价值,对急性白血病的预后估计和治疗方案的选择也有一定的指导意义。目前常用的检测方法有流式细胞仪法和免疫组织化学染色法。前者检测速度快,检测的细胞多,并且当被测标本中白血病细胞比例高而开窗准确时,所得结果客观可靠,此外,还可以对同一细胞同时检测多种表型。后者在骨髓或血涂片上或未固定的病理切片上结合形态学观察白血病细胞的免疫组化染色情况,因此结果能直接反映白血病细胞的表型,应用于白血病细胞比例不高的标本检测较为适合,但与前者比较相对速度较慢,被测的细胞较少,并且具有主观性,对操作者的要求较高。一般认为阳性的标准是,20%或以上的白血病细胞表达被测抗原。根据白血病细胞免疫表型分析,可以确定急性白血病细胞来源的系列,各系列的相对特异的抗原标记分数越高表明特异性越强,反之亦然。

4.细胞和分子遗传学检查

随着染色体显带分析和荧光原位杂交(FISH)等细胞遗传学技术及聚合酶链反应(PCR)、Northern、Southern及Western印迹等分子生物学技术的发展和应用,人们对急性白血病生物学有了更深入的认识。目前已发现,约2/3初治急性白血病患者有染色体异常,其中一些染色体异常的白血病具有独特的形态学、免疫表型和临床特征,AML-M_3是一个典型的例子。染色体异常可以导致一些癌基因的突变或放大及一些特征性的融合基因形成,这些基因及其编码的蛋白质的检测对白血病的诊断,残留病灶的监护、治疗,发病机制的研究和预后估计都具有重要的价值。染色体异常包括数量和结构的异常。染色体数量异常常预示白血病细胞克隆的演变,多见于疾病进展或复发时。在染色体异常的 AML 病例中,15%～20%为数量异常,除性染色体外,其他染色体的增多或减少往往不会独立存在,常伴有其他染色体的结构异常,常见的有＋8、－7、＋4、－5、＋19、－Y 等,此外还有报道＋9、＋21、＋22、＋13、＋11 和－X等。在 ALL 病例中,染色体数量的异常多表现为高二倍体,约占核型异常患者的30%,伴有 50 或更多条染色体的儿童和成人 ALL 患者,预后一般较好,额外的染色体包括 X、21、6、18、14、10 和 4 等,低二倍体患者少于 10%,单一染色体非整倍体最少见,约占 4%,其中以＋21 较为常见,其次为＋6、＋8、＋18 和－20。

5.电镜检查

电镜检查可观察细胞的超微结构,从而解决一些常规方法难以解决的诊断问题,提高急性白血病形态学分类的准确性。多毛细胞白血病肿瘤细胞表面的细毛样胞质突出在光镜下不易看清楚,而用扫描电镜检查能看得很清楚。AML-M_0、AML-M_5、ALL 和 AML-M_7 的原始细胞相互间的鉴别在光镜下有时可能很困难,而电镜细胞化学染色有助于明确诊断。目前有髓过氧化物酶(MPO)和血小板过氧化物酶(PPO)等电镜细胞化学染色。其优点是灵敏度高,特异性强,能揭示白血病细胞发生早期部分分化的特征。AML 的原始粒细胞对 MPO 呈强阳性反应,AML-M_5 的原始细胞呈弱阳性反应,部分细胞阴性,ALL 和 AML-7 的原始细胞呈阴性。AML-M_7 细胞对 PPO 呈阳性反应,而 $AMLM_{1\sim6}$ 和 ALL 的原始细胞均阴性。

(三)诊断

1.诊断步骤

急性白血病患者起病急,大部分患者在初诊时或多或少地有出血、感染发热、贫血和骨关节疼痛等中的一种或以上症状和体征,如果同时存在肝、脾和/或淋巴结肿大,就更要疑及本病,此时,外周血常规检查是不可缺少的,若外周血常规异常包括三系细胞中的一系或以上的减少、白细胞计数明显升高和/或出现原始及幼稚细胞等,则必须进行骨髓细胞学检查以明确诊断,有时,即使外周血常规正常也要进行骨髓细胞学检查。少数患者以其他髓外浸润引起的症状如皮肤结节、颅内高压或胸腔积液等为主要表现而就诊,可行相应的有关检查如局部结节或肿块的穿刺细胞学检查或活检、脑脊液或胸腔液细胞学检查,若发现原始和/或幼稚红细胞,进一步进行骨髓细胞学检查以了解骨髓内情况。此外,极少数患者因体检发现外周血异常,进一步进行骨髓细胞学检查而诊断为急性白血病。总之,急性白血病患者起病方式多种多样,上述的各种症状、体征及外周血常规的改变是急性白血病患者较为常见的初诊时表现,但大多数患者表现为非特异性,当难以用其他常见原因或疾病解释时,为疑诊本病的重要线索,而明确诊断依赖于骨髓细胞学检查。当骨髓穿刺失败、骨髓增生低下尤其重度低下时,必须进行骨髓活检滚片染色检查及病理学检查以明确诊断。一旦急性白血病诊断明确,尚需分型诊断。现代的急性白血病分型诊断要求在 FAB 的形态学分型诊断基础上,深入了解各种亚型的免疫学表型、细胞遗传学和分子生物学的改变,因此,有条件的单位在对高度怀疑本病的患者抽取骨髓液或/外周血进行细胞形态学检查的同时,应进行白血病细胞的免疫表型分析、核型分析以及一些标志性的融合基因检查。对于难以分型诊断的病例有时需要送电镜检查加以区别。

2.诊断标准

从 1976 年起 FAB 协作组提出以骨髓和/或外周血原始细胞≥30％为急性白血病的诊断标准以后,国际上均统一采用此标准。在 2000 年 WHO 关于髓系肿瘤的分类中,将 AML 的诊断标准规定为原始细胞≥20％,而将原来 MDS 的 RAEB-T 型取消,理由是,研究表明原始细胞在 20％～30％之间与≥30％患者的预后相似,因此,没有必要将两者区分开来。现将急性白血病的各种分型及其诊断标准简述如下。

(1)形态学分型诊断:我国学者参照 FAB 的分型标准略做修改,提出 ALL 和 AML 的形态学分型及其诊断标准。ALL 的诊断标准为骨髓和/或外周血原始＋幼稚淋巴细胞≥30％全部骨髓有核细胞,与 FAB 一样,形态学分型也分为 L_1、L_2、L_3 共三型,各型的诊断标准是,白血病细胞分别具备如前面"细胞形态学"中所述的 L_1、L_2、L_3 型淋巴母细胞的特征。AML 的形态学分型及其诊断标准,其中的原始细胞包括 Ⅰ 型和 Ⅱ 型原始细胞,原始和/或幼稚细胞比例均指占非红系细胞(NEC)的百分比。NEC 计数是指不包括浆细胞、淋巴细胞、组织嗜碱性粒细胞、巨噬细胞及所有有核红系细胞的骨髓有核细胞计数。

(2)免疫学分型诊断:急性白血病的免疫学分型一般分为两个阶段,首先,根据白血病细胞表达的系列相关抗原确定其系列来源,例如,以前对于形态学上呈原始细胞特征,且与 ALL-L_2 型细胞相似,细胞化学 POX 及 SB 染色<3％细胞阳性的病例往往均诊断为 ALL,实际上,在应用免疫表型分析以后,现在已发现其中部分病例的白血病细胞的表型为髓系抗原 CD33 和/或 CD13 阳性,而淋系抗原阴性,如进行电镜细胞化学染色则 MPO 阳性,目前将这些病例诊断为急性髓细胞白血病微分化型,即 AML-M_0;然后,根据白血病细胞表达的各系列分化

期相关的抗原进一步分型。许多学者提出了白血病细胞系列相关抗原的特异性积分方法，本文应用 Garand 等提出的积分方法，根据这一方法可将急性白血病分为四大免疫学类型，以供参考。根据白血病细胞表达的各系列分化期相关的抗原进一步分型仅见于 ALL 的免疫学分型诊断，也有多种分型诊断方法，目前国内大多数学者参照两大类七分法，先将 ALL 分为非 T-ALL 和 T-ALL 两大类，前者再分为 6 个亚型，后者尚可分为Ⅰ、Ⅱ、Ⅲ期。

（3）急性白血病的 WHO 分型：随着对急性白血病的深入认识，目前已经发现急性白血病 FAB 形态学分类的各亚型中除了个别类型的生物学特征具有均一性如 AML-M$_3$ 外，大多数类型具有高度的异质性，尤其是在对治疗的反应性和预后等方面，即患同一亚型的急性白血病的不同个体对相同治疗方案的疗效反应不完全一致，预后也不一样。相反，具有相同的特殊细胞和分子遗传学异常的患者，其白血病细胞的形态、免疫表型和治疗反应性及预后较为一致，即使白血病细胞的形态和免疫表型等方面不一致，其预后也相似。鉴于上述认识，WHO 的最新分类将一些具有特殊细胞和分子遗传学改变的急性白血病重新归类，同时结合形态学和细胞免疫学将其分为 AML 和 ALL。在 AML 的分类中WHO 分类还特别将伴有多系病态造血或与治疗相关的急性白血病分别归类，而将其他无特殊细胞和分子遗传学异常的 AML 均归于"未特指型 AML"，并将这一类型基本上按 FAB 形态分型进一步分为多种亚型。WHO 将 ALL 分为B 细胞性 ALL（B-ALL）、T 细胞性 ALL（T-ALL）和 Burkitt 细胞性白血病三大类，同时将 B-ALL 进一步分为四种细胞遗传学亚型。总之，WHO 分型强调，细胞和分子生物学的异常从根本上决定了急性白血病患者对治疗的反应性和预后，这样分型一方面有利于预后估计，更重要的是，能指导选择有效的治疗方案尤其分子靶的治疗，从而提高急性白血病的治愈率。

（四）鉴别诊断

1.粒细胞缺乏症

本病起病急，常表现为畏寒、高热、全身骨骼酸痛、咽峡溃疡、上呼吸道感染或肺炎甚至败血症等症状，外周血粒细胞严重减少，淋巴细胞比例相对增高，与一些急性白血病患者起病时的表现非常相似，但前者往往有服用解热镇痛药等明显的诱因，多无明显的贫血和出血的症状，外周血淋巴细胞绝对计数并不升高且形态正常，血红蛋白和血小板多在正常范围。而感染发热伴粒细胞明显减少的急性白血病患者一般无导致粒细胞减少的明显诱因，常或多或少地伴有出血和/或贫血的症状，因此两者一般不难鉴别。如果有胸骨压痛则更倾向于急性白血病的诊断,但明确地鉴别必须行骨髓细胞学检查。粒细胞缺乏症表现为粒系再生障碍或明显的成熟障碍,但形态正常,并且红、巨两系造血正常,而急性白血病常表现为骨髓增生显著或极度活跃,以大量的白血病细胞增生为主,正常三系造血均明显受抑制。值得注意的是,粒细胞缺乏症患者恢复早期的骨髓常规中早幼粒细胞或幼单核细胞和单核细胞可以明显升高,初一看与 AML-M$_3$ 或 M$_4$ 患者的骨髓常规相似,但 AML-M$_3$ 患者的早幼粒细胞多有异常的嗜苯胺蓝颗粒或存在奥氏小体,借此可对两者作出鉴别,如果在形态学上难以鉴别,不能贸然诊断急性白血病而给予抗白血病治疗,可观察3～5天,粒细胞缺乏者可见外周血粒细胞逐渐恢复,骨髓常规也逐渐恢复正常,同时病情日趋好转,而白血病患者的血常规、骨髓常规及病情则不会好转。此外,骨髓细胞和/或分子遗传学的检查也有助两者的鉴别。

2.原发性血小板减少性紫癜

少数急性白血病患者起病初期仅以皮肤黏膜出血和外周血血小板减少为突出表现,初诊时可被误诊为原发性血小板减少性紫癜,值得注意。如果仔细地体检,对于前者可能还会发现淋巴结、肝脾肿大或胸骨压痛等体征,然后进行骨髓细胞学检查即可作出明确的鉴别诊断。

3.急性再生障碍性贫血

起病急、感染发热、贫血、出血和外周血三系细胞进行性减少是急性再生障碍性贫血患者与一些急性白血病患者共同临床特点,初诊时两者容易混淆,如果发现淋巴结或肝脾肿大、胸骨压痛或外周血涂片有原始或幼稚细胞,则基本上排除了再障的诊断,大多数情况下借助骨髓细胞学检查即可对两者作出鉴别。但低增生性急性白血病与再障患者的骨穿标本均容易稀释,前者的骨髓涂片中也不易发现有白血病细胞,因此很容易误诊。此时,必须进行骨髓活检取材病理学检查或同时滚片染色检查以提高白血病细胞的检出率而对两者进行鉴别。有时,骨髓细胞遗传学检查能对两者作出明确的鉴别,因为急性白血病可有染色体的异常而再障一般没有染色体异常。

4.巨幼细胞性贫血

严重的巨幼细胞贫血和 AML-M$_6$ 患者均可表现为外周血三系细胞减少,骨髓红系细胞明显增生,粒/红比例倒置,伴红细胞巨幼样变,有时两者容易混淆。但巨幼细胞贫血患者的红细胞呈典型巨幼红细胞的形态,大小较一致,且无或少有其他的病态造血,有核红细胞 PAS 反应阴性,原始或早期的幼稚细胞少见,对叶酸和维生素 B$_{12}$ 治疗有效,而 AML-M$_6$ 患者则相反。

5.类白血病反应

类白血病反应是指可以由多种原因引起外周血常规暂时性发生白血病样血液学改变的一类疾病,表现为外周血白细胞总数显著增高[(50~100)×10⁹/L]或出现幼稚、原始细胞伴白细胞总数增高、正常或减少。根据升高的白细胞或出现的幼稚、原始细胞的系列来源不同,可以将类白血病反应分为多种临床类型,其中需与急性白血病相鉴别的有以下几种类型。①中性粒细胞型类白血病反应:此型为最常见的一种类白血病反应,一般白细胞计数显著升高(>50×10⁹/L),并伴有一定程度的核左移,常需与慢性髓细胞白血病鉴别。需与急性粒细胞白血病相鉴别的情况多见于播散性结核或其他严重感染等引起骨髓粒细胞储备缺乏,致外周血白细胞减少,并伴有不同程度的核左移,尤其在骨髓造血恢复时。②淋巴细胞型类白血病反应:此型需与慢性淋巴细胞白血病和急性淋巴细胞白血病相鉴别,需与后者相鉴别的情况最多见于传染性单核细胞增多症,骨髓和外周血中均可见到较高比例的淋巴母细胞和幼稚淋巴细胞。此外,肝炎、巨细胞病毒感染、流行性腮腺炎、先天性梅毒、结核以及某些药物过敏等也可出现 ALL 样类白血病反应。③单核细胞型类白血病反应:此型最常见于严重结核感染,其次为某些细菌的急性感染、急性溶血性贫血和多发性骨髓瘤等,需与 AML-M₄、M₅ 相鉴别。④红白血病型类白血病反应:此型最常见于严重的溶血性贫血,外周血出现幼稚的粒细胞和幼稚的红细胞,也见于骨髓转移癌和髓外造血等,需与 AML-M₆ 相鉴别。

类白血病反应与急性白血病之间的鉴别要点可归纳如下:①前者多有原发病及其一些特殊的临床表现,后者则无;②前者一般无贫血、出血和肝、脾淋巴结肿大,如果有,则明显可用原发病来解释,而后者常见;③前者的外周血常无血红蛋白和血小板减少,如果有也为轻度减少,除非为原发病所致如溶血性贫血,后者则常见,并呈进行性加剧;④虽然两者的外周血中均可出现原始、幼稚细胞,但前者的原始和幼稚细胞的比例多较低,更重要的是无形态异常,而后者则相反;⑤前者的骨髓常规虽然可见原始和幼稚细胞的比例增高,但一般<20%,且无形态异常,而后者骨髓中可见大量形态异常的原始和幼稚细胞,且可伴有明显的病态造血如 AML-M₆;⑥前者一般无染色体异常,而后者则常见染色体异常;⑦前者的血液学异常是暂时的,在祛除病因或治疗原发病后即可恢复正常且不会复发,而后者只有在抗白血病治疗后才有可能恢复正常,并且容易复发。

6.骨髓转移癌

本病临床上以进行性贫血,消瘦及逐渐加重的骨痛为特征,诊断时外周血的血红蛋白常中至重度减低,多见网织红细胞升高和出现晚幼红细胞,部分患者可见破碎红细胞,白细胞多正常或明显升高伴中、晚幼粒细胞或原始细胞,血小板减少多见,因此,需与急性白血病鉴别。但本病患者的骨髓检查可发现瘤细胞呈成堆、片状和散在分布,以前者分布为多见,在涂片的起始部、边缘及尾部较易发现,不像白血病细胞多呈均匀分布。在病理上,骨髓转移癌以腺癌最多见,其次为未分化癌,鳞癌较少见,在多数情况下在形态学上与白血病细胞有明显的区别。值得注意的是,多见于儿童的神经母细胞瘤以及成人的小细胞肺癌和Ewing 肉瘤发生骨髓转移时,骨髓中发现的瘤细胞在形态学上容易与急性淋巴细胞白血病细胞混淆,有时需免疫表型分析才能加以区分。此外,影像学检查一半以上骨髓转移癌患者可发现骨质破坏,常累及腰椎,其次为胸椎、肋骨、髂骨和股骨等,而急性白血病发生骨质破坏少见,有时借此也有助于两者的鉴别。

7.骨髓增生异常综合征(MDS)

本病临床上也常表现为贫血、感染和出血的症状和体征,外周血常规检查可发现一系或以上的红细胞减少伴病态造血,并可发现一定比例的原始和幼稚细胞,骨髓常规多表现为增生显著活跃,明显的病态造血,原始或幼稚细胞比例可升高,因此需与急性白血病尤其伴病态造血的急性白血病相鉴别。两者的鉴别要点如下:①MDS 起病和进展常比较缓慢,可为不知不觉,因此常在就诊前往往已有较长的一段病史,而急性白血病起病急进展迅速;②骨髓或和外周血原始和幼稚细胞的比例是鉴别两者的根本依据,FAB 的诊断标准规定:MDS 患者的骨髓或外周血原始和幼稚细胞的比例<30%,急性白血病则≥30%,而 2000 年WHO 诊断标准定为前者<20%,后者≥20%,大多数情况下凭此很容易对两者加以区分,但是当骨髓增生低下或极度低下时,骨髓涂片中造红细胞稀少,原始和幼稚细胞往往不容易发现和精确计数,此时需详细观察全片而计算原、幼细胞比例,才能下结论,最好借助骨髓活检取得较多造血组织进行检查以鉴别两者;③MDS 患者肝脾淋巴结肿大和其他髓外浸润的症状远较急性白血病患者的少见,也有助鉴别。

8.原发性骨髓纤维化

本病患者常有贫血、出血和感染等临床表现,外周血红细胞和血小板常减少,而白细胞总数则可高、低或正常并可伴原始和/或幼稚细胞,因此需与急性白血病鉴别。在多数情况下,前者起病和进展缓慢,脾脏肿大多显著常为巨脾,早期骨髓增生明显或显著活跃伴原始、幼稚细胞比例轻度升高,巨核细胞数明显增多,并且,骨髓病理显示或多或少程度地纤维化,而后者起病急,进展迅速,常为轻～中度脾肿大,骨髓原、幼细胞比例显著升高,巨核细胞常减少,骨髓纤维化少见,因此不难鉴别两者。初诊时即为晚期的骨髓纤维化患者常与急性白血病患者一样表现为各种骨髓造血功能衰竭的症状和体征,骨髓穿刺常为干抽或稀释,与伴有骨髓纤维化的急性白血病或低增生性急性白血病较难鉴别,此时常需骨髓活检组织滚片染色检查及病理检查,根据原始细胞比例是否达到急性白血病诊断标准加以鉴别,如果已达到急性白血病的诊断标准并且伴有纤维化,则究竟是骨髓纤维化转化为急性白血病还是初发的急性白血病伴骨髓纤维化,只能根据这次就诊以前是否有较长时间的贫血、反复出血或感染以及脾肿大等症状或体征加以区分。

9.恶性组织细胞病(MH)

部分急性白血病临床上以高热、出血、肝脾肿大和全红细胞减少起病,与MH的表现相似,但其中多数患者在外周血和骨髓中可发现形态典型的白血病细胞,与MH不难鉴别。仅少数急性单核细胞白血病或急性淋巴细胞白血病患者的白血病细胞在形态学上与恶性组织细胞不易鉴别,此时可根据MH骨髓常规中的肿瘤细胞形态、大小和成熟程度呈现多种不同特征,而白血病细胞相当一致、单调,并且骨髓中多无噬红细胞等加以鉴别。此外,尚可以通过免疫表型分析对急性淋巴细胞白血病和MH作出鉴别,后者T和B细胞相关抗原阴性,表达单核细胞/巨噬细胞抗原包括 CD11b、CD11c、CD13、CD14、CD15、CD68、MAC-387、α1-抗胰蛋白酶和 α1-抗胰凝乳蛋白酶等。

10.淋巴瘤

大多数情况下,淋巴瘤以局部或全身淋巴结肿大伴或不伴发热、贫血起病,出血少见,外周血和骨髓没有或仅有少量原始、幼稚细胞,由淋巴结活检病理检查而确诊,而急性白血病多数以同时存在贫血、感染或出血起病,外周血或骨髓存在大量原始、幼稚细胞为其突出的表现,因此两者不难鉴别。少数情况下,淋巴瘤患者起病时骨髓或外周血就有较多的淋巴母细胞,即所谓的淋巴肉瘤细胞白血病,常伴有一定程度骨髓造血功能不全的表现,与急性淋巴细胞白血病相似,国外学者认为当骨髓或外周血淋巴母细胞比例>20%时,已没有必要区分两者。另一方面,少数淋巴瘤患者淋巴结肿大不明显,而以外周血或骨髓淋巴细胞增多伴或不伴脾肿大为主要表现,如脾边缘区淋巴瘤,有时需与急性淋巴细胞白血病相鉴别,前者起病较缓慢,增多的淋巴细胞在形态上偏成熟,凭此可与急性淋巴细胞白血病鉴别,但当这些淋巴细胞发生母细胞变时即淋巴瘤发生 Richter 综合征转化时,在形态学上难以鉴别,此时,可根据病程的长短并结合细胞免疫表型对两者加以区别。

11.慢性髓细胞白血病（CML）

大多数 CML 患者起病和进展缓慢，外周血白细胞增多并以中、晚幼粒细胞增多为主，脾肿大甚至巨脾为其突出的表现，与急性白血病不难鉴别。少数 CML 患者就诊时已处于急变期，与原发的急性白血病的鉴别需要详细地询问病史，例如是否存在较长时间的贫血、脾肿大等表现。此外，如发现外周血嗜碱性粒细胞明显升高，Ph 染色体或 BCR/ABL 融合基因阳性，则多数情况下支持诊断 CML 急变期。但值得注意，约 1/3 的 ALL 患者和少数 AML 患者 Ph 染色体也可呈阳性，可通过比较 BCR/ABL 转录本的大小加以区别。

五、治疗

多年以来大多数急性白血病的治疗一直以细胞毒化学药物的联合治疗为主，而我国首先应用于 AML-M$_3$，即急性早幼粒细胞白血病（APL）治疗的全反式维 A 酸（ATRA）和三氧化二砷（ATO）已被国际公认为成功治疗 APL 的主要药物，并且以上两药的成功应用为急性白血病和其他肿瘤的治疗分别开拓了诱导分化治疗和诱导凋亡治疗两种新的极有意义的治疗模式。此外，现代的急性白血病治疗方法尚有自身或同种异基因造血干细胞移植、免疫治疗、多药耐受（MDR）逆转的治疗以及基因靶向治疗等。急性白血病的治疗一般分为诱导缓解治疗和缓解后治疗两个阶段，诱导缓解治疗的目的是达到临床和血液学的完全缓解（CR），而缓解后的治疗原则是尽可能减少机体亚临床的白血病细胞负荷即微小残留病灶（MRD），理论上最好能使白血病细胞完全消失，达到真正的治愈。由于急性白血病高度的异质性，对于特定的个体要选择相应适宜的治疗方案，各种方法治疗时机的选择也非常重要。此外，对症支持治疗是急性白血病治疗不可缺少的组成部分。

（一）诱导缓解治疗

1.非 APL 的 AML 诱导缓解治疗

蒽环类药物[包括柔红霉素（DNR）、去甲氧柔红霉素（IDA）等、阿克拉霉素（Acla）、吡柔比星（THP）、合成的蒽二酮即米托蒽醌（MTN）和高三尖杉酯碱（HHT）等]与阿糖胞苷（Ara-C）联合是目前 APL 以外 AML 标准的诱导缓解治疗方案。其中 DNR 45 mg/（m^2·d），静脉推注（IV），连用 3 天，加 Ara-C 100 mg/（m^2·d），静脉滴注，连用 7 天，即"3+7"方案（DA），是经典的诱导缓解治疗方案，可使 50% 以上的患者达 CR。

化疗药物推荐剂量——标准剂量 Ara-c 100～200 mg/(m² · d)×7 天。IDA 8～12 mg/(m² · d)×3 天、DNR 45～90 mg/(m² · d)×3 天、Acla 20 mg/(m² · d)×7 天、HHT 2.0～2.5 mg/(m² · d)×7 天或4 mg/(m² · d)×3 天。临床工作中可以参照上述方案、药物剂量，根据患者情况调整。

2.APL 的诱导缓解治疗

蒽环类药物单用或标准的 DA 方案。1973－1988 年期间，以蒽环类药物为基础的细胞毒化疗方案治疗 APL 时，在适当控制凝血异常的前提下，CR 率可达50%～80%，高于其他任何类型 AML 的 CR 率，无进展生存率（event free survival,EFS）也较其他类型 AML 的长。但是，即使在 CR 后给予巩固和维持治疗，APL 患者的中位 CR 持续时间也不会超过 1～2 年，仅20%～45%患者可获长期存活，其余患者均死于出血、复发或疾病难治。在支持治疗条件较差的医疗机构，APL 的疗效仍较其他类型 AML 为差。

单用 ATRA:自从 1987 年上海瑞金医院首次应用 ATRA 治疗 APL 患者获得成功以来，在国内外，单用 ATRA 45 mg/(m² · d)曾经成为初治 APL 患者常规的诱导缓解治疗方案，大多数文献报道，CR 率均在 80%以上，早期因出血导致的病死率明显减少，无细胞毒药物引起的骨髓抑制等毒副作用，常见的不良反应有口唇及皮肤干燥、头痛、骨关节痛、肝功能受损和血脂升高。严重的不良反应包括维 A 酸综合征（RAS）和静脉血栓形成，RAS 又称白细胞增多综合征，因其常发生在白细胞明显或极度增高阶段。发生率在西方高达 25%～45%，国内和日本的发生率较低，多数在 7%～10%。RAS 的临床表现为发热、胸闷、呼吸困难、水肿、胸腔或心包积液、低血压，少数肾衰竭。故 RAS 是 ATRA 治疗 APL过程中极为严重的并发症，若不及时发现和有效地处理，常可因呼吸窘迫、缺氧、呼吸功能衰竭而死亡。血栓形成的发生率很低，但如果发生在重要脏器，也可以是致死性的。近年来，我国的临床研究表明，小剂量 ATRA[25 mg/(m² · d)]治疗 APL 可以达到与常规剂量相似的疗效，而常见的毒副作用明显减少。

ATRA＋蒽环类药物该方案是目前 APL 诱导缓解治疗的标准方案。我国学者对于外周血白细胞没有明显升高的患者，常先用 ATRA 进行诱导分化治疗，在此过程中，约 2/3 患者发生高白细胞血症，对于这些患者加用常规剂量的蒽环类药物，其他 1/3 患者则不加任何细胞毒药物。对于伴高白细胞血症的初治 APL 患者，则同时应用 ATRA 和蒽环类药物进行治疗。这种治疗模式已使大多数 APL 患者达 CR，并且，似乎可以减少 RAS 的发生率。国外一组研究则表明，同时应用 ATRA 和蒽环类药物治疗 APL 的 CR 率比先用 ATRA 随后用蒽环类药物的 CR 率高,并且,前者早期病死率和复发率均较后者低,并且 3 年 OS 明显较后者高,因此认为同时应用 ATRA 和蒽环类药物是诱导缓解治疗 APL 的最佳方案。最近,国外有两个前瞻性随机研究比较了诱导缓解治疗中 ATRA 加或不加细胞毒药物与单用细胞毒药物的疗效,结果表明两组 CR 率无差别,但是 DFS 和 OS 在含 ATRA 组明显提高,70% 病例能获得 4 年无病生存,且复发率较低,提示在现代支持治疗条件下,与单用细胞毒药物的方案比较,ATRA 的介入并不能提高 CR 率,重要的是能明显减少复发从而提高长期的生存率。

ATRA+ATO+蒽环类药物:国内已用该方案用于初治 APL 患者,CR 率达 90% 以上,并且与上述的诱导治疗方案比较时毒副作用没有增加。

3.ALL 的诱导缓解治疗

预治疗:Burkitt 淋巴瘤/白血病患者诊断后应进行预治疗,以防止肿瘤溶解综合征的发生。确诊 ALL(Ph 阴性或 Ph 阳性)的患者,若 WBC≥50×10^9/L,或者肝、脾、淋巴结明显肿大,则进行预治疗,以防止肿瘤溶解综合征的发生。预治疗方案:糖皮质激素(泼尼松、地塞米松等)口服或静脉给药,连续 3~5 天。可以和 CTX 联合应用,200 mg/(m^2 · d),静脉滴注,连续 3~5 天。

诱导缓解:Burkitt 淋巴瘤/白血病的治疗 由于该类型患者细胞增殖速度快,建议采用短疗程、短间隔的治疗方案。如 MD Anderson 肿瘤中心(MDACC)的 Hyper-CVAD 方案[大剂量 MTX(HD-MTX)+大剂量阿糖胞苷(HD-Ara-C)方案]、德国多中心成年人急性淋巴细胞白血病研究组(GMALL)方案(A、B 方案)。鉴于 CD20 单克隆抗体(利妥昔单抗)可以明显改善此类患者的预后,有条件的患者可联合 CD20 单克隆抗体治疗。

Ph 阴性 ALL(Ph-ALL)的治疗:至少应予 VCR 或长春地辛、蒽环/蒽醌类药物[如柔红霉素(DNR)、去甲氧柔红霉素(IDA)、阿霉素、米托蒽醌等]、糖皮质激素(泼尼松、地塞米松等)为基础的方案(VDP)诱导治疗。推荐采用 VDP 联合 CTX 和左旋门冬酰胺酶(L-Asp)组成的 VDCLP 方案,鼓励开展临床研究。诱导治疗中蒽环/蒽醌类药物可以连续应用(连续 2~3 天,第 1、3 周或仅第 1 周用药);也可以每周用药 1 次。参考剂量:DNR 30~60 mg/(m^2 · d)、连用 2~3 天,IDA 8~12 mg/(m^2 · d)、连用 2~3 天,米托蒽醌 6~10 mg/(m^2 · d)、连用 2~3 天。单次应用 CTX 剂量超过 1 g 可给予美司钠解救。诱导治疗第 14 天复查骨髓,根据骨髓情况调整第 3 周的治疗。诱导治疗第(28±7)天判断疗效,未达 CR 的患者进入挽救治疗。

Ph 阳性 ALL(Ph$^+$-ALL)的治疗:①非老年患者(年龄<55 岁)Ph$^+$-ALL 的治疗:开始治疗和一般 Ph$^-$-ALL 相同,建议予 VCR 或长春地辛、蒽环/蒽醌类药物、糖皮质激素为基础的方案(VDP)诱导治疗;鼓励进行临床研究。一旦融合基因或染色体核型/荧光原位杂交(FISH)证实为 Ph/BCR-ABL 阳性 ALL 则进入 Ph$^+$-ALL 治疗序列,可以不再应用 LAsp。自第 8 天或第 15 天开始加用伊马替尼、达沙替尼等酪氨酸激酶抑制剂,伊马替尼用药剂量 400～600 mg/d,持续应用。若粒细胞缺乏(ANC<0.2×10^9/L)持续时间超过 1 周、出现感染发热等并发症,可以暂停伊马替尼。建议于诱导化疗结束第(28±7)天复查骨髓和细胞遗传学(诊断时有异常者)、BCR-ABL 融合基因以判断疗效;②老年患者(年龄≥55 岁)Ph$^+$-ALL 的治疗:可以在确诊后采用伊马替尼＋V(D)P 为基础的治疗。

(二)完全缓解后的治疗

1.非 APL 的 AML 完全缓解后的治疗

强化巩固治疗:目前主张 CR 后治疗应该是强烈的巩固治疗。按遗传学预后危险度分组治疗。可采用多疗程的大剂量 Ara-c 化疗、2～3 个疗程大剂量 Ara-c 化疗(可与蒽环/蒽醌类联合应用)后行造血干细胞移植、标准剂量化疗后行造血干细胞移植。

自身造血干细胞移植(Auto-HSCT):对于 65 岁以下的 CR 患者,在上述强化巩固治疗 3 个疗程后,可接受 Auto-HSCT 治疗,这样与单纯强化巩固治疗比较,可稍改善预后。

异基因造血干细胞移植(Allo-HSCT):对于 55 岁以下的 CR 患者,核型好的病例除外,在强化巩固治疗 1～3 个疗程后均可考虑接受 Allo-HSCT 治疗,尤其对于核型差的患者,因为 Allo-HSCT 是目前可能治愈这类 AML 患者唯一的方法。但是,Allo-HSCT 具有较严重的并发症如移植物抗宿主病(GVHD)等,早期的病死率较高,并且费用昂贵,对于特定的个体,一定要慎重权衡各种利弊因素后再作决定。

免疫治疗:几乎所有诱导缓解治疗后 CR 的患者都存在 MRD 而可能导致复发。因此,最大程度上减少或清除 MRD 是预防复发从而提高无病生存率或治愈率的根本手段。上述 CR 后的细胞毒药物治疗仍是目前减少 MRD 的主要方法。大量的临床资料显示,近年来随着支持治疗(包括自身干细胞的支持)的改善,巩固治疗的细胞毒药物强度的增加,确实能在一定程度上提高 DFS,推迟疾病的复发,但不能阻止复发,仅小部分患者可获长期生存,提示这种单一的非特异性细胞毒治疗方法已难以进一步地改善 AML 的预后。Allo-HSCT 虽是目前唯一可能治愈 AML 的方法,但是仅能使部分 AML 患者受益。重要的是,研究表明 Allo-HSCT 能够产生具有治疗作用的移植物抗白血病(GVL)效应,其机制是由细胞免疫介导的,可能涉及白血病特异的 T 细胞,NK 细胞或 T 细胞识别 HLA 和非 HLA 抗原差异性,后者包括供体和受体间的次要组织相容性抗原的差异。因此,许多研究已在努力寻找具有更大 GVL 效应而没有 GVHD 作用的方法用于 AML 的治疗。

2.APL 完全缓解后的治疗

APL 是 AML 中的一个特殊的类型,自从 ATRA 治疗本病以后,其预后有很大的改善,远较其他 AML 类型的好,但是 APL 的 CR 后最佳的治疗方案目前尚不清楚。可以肯定的是,CR 后继续单用 ATRA 维持,容易发生耐药,多数患者在短期内复发,一般不超过 6~12 个月,强化巩固治疗是必须的。一般认为,与其他类型 AML 不一样,APL 在 CR 后仅需 3 个疗程强化巩固治疗即可,方案可选用标准剂量的 DA 或 HiD-Ara-C,以后用包括 ATRA 在内的多种药物交替维持治疗。这种治疗模式已使 50%~60% APL 患者达 5 年生存,因此,对于首次缓解的患者,不主张用更强烈的细胞毒药物组成的方案包括 Auto-HSCT 进行较长时间的巩固治疗。尽管 Allo-HSCT 可能治愈 APL,但由于其早期病死率高,也不适于首次 CR 的 APL 患者治疗。由于 APL 对细胞毒药物、ATRA、ATO 均有很好的治疗反应,并且它们的作用机制不同,因此,在 CR 后短期巩固治疗后,用细胞毒药物、ATRA、ATO 单药交替维持治疗。

3.ALL 的完全缓解后治疗

Burkitt 淋巴瘤/白血病的治疗:采用短疗程、短间隔的治疗方案。治疗疗程应不少于 6 个,如 MD Anderson 肿瘤中心(MDACC)的 Hyper-CVAD 方案[HD-MTX+大剂量阿糖胞苷(HD-Ara-C)方案]、德国多中心成年人急性淋巴细胞白血病研究组(GMALL)方案(A、B 方案)。鉴于 CD20 单克隆抗体(利妥昔单抗)可以明显改善此类患者的预后,有条件的患者可联合 CD20 单克隆抗体治疗。

治疗中应注意中枢神经系统白血病(CNSL)的预防和治疗,包括鞘注化疗药物和头颅放疗。

考虑预后不良的患者可进行造血干细胞移植,有合适供体者可以行异基因造血干细胞移植(Allo-HSCT),无供体者可以考虑自体造血干细胞移植(Auto-HSCT)。

Ph 阴性 ALL(Ph⁻-ALL)的治疗:达 CR 后应根据患者的危险度分组情况判断是否需要行 Allo-HSCT,需行 Allo-HSCT 者积极寻找供体。

达到 CR 后应尽快进入缓解后(巩固强化)治疗:缓解后强烈的巩固治疗可提高疗效(尤其是高危组患者)。最常用的方案包括 6～8 个疗程的治疗:含大剂量 MTX、Ara-C、LAsp 的方案 2～4 个疗程,再诱导方案 1～2 个疗程。在整个治疗过程中应强调非骨髓抑制性药物(糖皮质激素、VCR、L-Asp 等)的应用。①一般应含有 HD-MTX 方案:MTX $1～3$ g/m²(T-ALL 可以用到 5 g/m²)。应用 HD-MTX 时应争取进行血清 MTX 浓度监测,注意亚叶酸钙的解救,解救至血清 MTX 浓度 0.1 μmol/L(至少应低于 0.25 μmol/L)可停止解救。选择 Ara-C(标准剂量或大剂量)为基础的方案;②可继续应用含 L-Asp 的方案;③缓解后 6 个月左右参考诱导治疗方案再予诱导强化 1 次。

造血干细胞移植:有合适供体的患者(尤其是高危组患者、微小残留病监测持续阳性或 $>10^{-4}$ 的标危组患者)建议行 Allo-HSCT 治疗。无合适供体的高危组患者(尤其是微小残留病持续阴性者)、标危组患者可以考虑在充分的巩固强化治疗后进行 Auto-HSCT。Auto-HSCT 后的患者应继续给予维持治疗。无移植条件的患者、持续属于低危组的患者可继续巩固强化治疗。

ALL 患者强调维持治疗。维持治疗的基本方案:6-巯基嘌呤(6-MP)60～100 mg/(m²·d),MTX 15～30 mg/(m²·d)每周 1 次。

Ph 阳性 ALL(Ph⁺-ALL)的治疗。①非老年患者(年龄<55 岁)Ph⁺-ALL 的治疗:Ph⁺-ALL 的缓解后治疗原则上参考一般 ALL,但可以不再使用 L-Asp。伊马替尼应尽量持续应用至维持治疗结束。无条件应用伊马替尼的患者按一般 ALL 的治疗方案进行,维持治疗可以改为干扰素为基础的方案。有供体的患者可以在一定的巩固强化治疗后,尽早行 allo-HSCT;伊马替尼持续口服至 Allo-HSCT。Allo-HSCT 后应定期监测 BCR-ABL 融合基因表达,伊马替尼至少应用至 2 次融合基因检测结果为阴性。无供体、无条件或其他原因不能行 allo-HSCT 治疗者,继续接受巩固强化化疗和伊马替尼的联合治疗。分子学阴性的患者可选择 Auto-HSCT,Auto-HSCT 后的患者可继续予伊马替尼(无条件者用干扰素)维持治疗。无条件应用伊马替尼者按计划化疗,化疗结束后给予干扰素为基础的维持治疗。维持治疗:有条件者采用伊马替尼维持治疗至 CR 后 2 年,可以联合 VCR、糖皮质激素。不能坚持伊马替尼治疗者,给予干扰素 300 万单位、隔天 1 次维持治疗,可以联合 VCR、糖皮质激素,缓解后至少治疗 2 年;②老年患者(年龄≥55 岁)Ph⁺-ALL 的治疗:伊马替尼连续应用,V(D)P

方案间断应用;整个治疗周期至缓解后至少 2 年。

(三)难治和复发的治疗

一般认为,难治性急性白血病是指诱导缓解治疗 2 个或以上疗程不能达 CR 者。疾病复发可分为早期复发和晚期复发,前者指首次 CR 后 1 年内复发,后者指在 1 年后复发。这些患者的白血病细胞对细胞毒化疗药物皆有不同程度的原发或继发耐药甚至多药耐药,只有通过改变治疗策略如诱导分化或诱导凋亡或免疫攻击,寻找与已用过药物无交叉耐药的新药,多药耐药逆转,或在机体能耐受前提下尽可能加大细胞毒力度以克服耐药等手段,才有可能达到缓解或再次缓解。

1.非 APL 的 AML 治疗

大剂量强力化疗大剂量 Ara-C 单一或与其他未用过的药物联合治疗是难治或复发 AML 诱导缓解治疗较为常用的方法。大剂量 Ara-C 的用法是:每次 3 g/m²,持续静脉点滴,每 12 小时一次,连用 3～6 天。与之联用的药物可选择常规剂量的 VM26、IDA、MTX、或拓扑异构酶Ⅰ抑制剂羟喜树碱或拓扑特肯等。这些方案可使约 50%难治或复发的患者达 CR,总的中位生存期约为半年,但 10%～20%患者无病生存期达 4 年。本治疗方法仅适用于年龄＜55 岁的患者。因为其毒副作用大,包括严重的骨髓抑制和髓外毒性,需强有力的对症支持治疗,费用大,且治疗相关的病死率较高,因此在选用之前必须与患者及其家属说明利弊关系。CR 后可选用小剂量 Ara-C 10 mg/m²,每 12 小时一次,皮下注射,一直用至再次复发,本方案与不治疗组比较,可使更多病例的 2 次缓解期比首次缓解期长。对于 CR 后的患者,为达到治愈,Allo-HSCT 仍是目前唯一的选择,而 IL-2 的维持治疗和其他的免疫方法治疗将来可能会为这些患者带来新的生机,目前正在研究之中。

HSCT 在首次早期复发的 AML 患者实施 Allo-HSCT 或 Auto-HSCT 的效果较好,而在第 2 次缓解后进行则疗效反而较差。Auto-HSCT 能使 40%左右的难治性和复发患者,包括一些对 HiD-Ara-C 耐药的病例达 CR,但缓解期短,复发率高。Allo-HSCT 的治疗能使未治疗的首次复发患者 5 年生存率达 20%左右。

CAG 方案:其用法为 Ara-C 10 mg/m²,每 12 小时一次,d1～d14,阿克拉霉素 14 mg/(m²·d),静脉注射,d1～d4,G-CSF 200 μg/(m²·d),皮下注射,d1～d14。本方案毒性小,影响生活质量程度小,适用于大多数复发和难治 AML 患者,也适用于初治 AML 老年患者。CAG 方案治疗这些患者的疗效可与大剂量强力化疗的相媲美，而毒副作用明显较轻，因此它是目前较为实用的治疗方案。

2.APL 的治疗

应用 ATRA 治疗初发 APL 的完全缓解率已接近 90％，其余对 ATRA 无效的病例用 ATO 也能达 CR，因此，对于初发 APL 除了早期因出血或脏器浸润而死亡的病例外，用 ATRA 和 ATO 治疗的 CR 率几乎达 100％，已不存在难治问题，若有难治初发病例，要重新检查这些病例是否真正为 APL，或者除了 PML/RARα 外，是否还存在其他细胞或分子遗传学改变。但是，APL 复发目前仍然很常见，这些病例的治疗如下。

ATRA 原先用联合化疗达 CR 以后复发的患者用 ATRA 重新诱导治疗，85％～90％患者可达第 2 次 CR。这些取得 2 次 CR 的患者若接着用强化巩固治疗和 Auto-HSCT 或 Allo-HSCT，则仍能取得长期存活。但是，用 ATRA 取得 CR 的患者，一旦复发，尤其在停用 ATRA 后 1 年内复发的患者，再用 ATRA 诱导缓解治疗的疗效很差，有报道 2 次 CR 率仅为 5.3％，若加用化疗 CR 率也只有 20％。

ATO 自我国首先发现 ATO 治疗 APL 有独特效果以后，目前 0.15 mg/(kg·d) ATO 静脉滴注已成为治疗复发 APL 患者的标准方法。一个多中心 40 例患者的研究资料表明，原先用化疗和/或 ATRA 取得 CR 后首次或多次复发的患者，甚至经过 HSCT（Auto- 或 Allo-HSCT）治疗后复发的患者，用 ATO 再次诱导治疗后，总体上 CR 率达 85％，至骨髓缓解的中位时间为 35 天，至 CR 的中位时间为 59 天。对 29 例 CR 患者进行了 PML-RARα 的追踪检查，结果表明，其中 14 例在诱导缓解治疗后转阴，11 例在巩固治疗后转阴。18 个月的总体生存率和无复发生存率分别为 66％和 56％。ATO 治疗很少发生细胞毒化疗引起的严重恶心、呕吐和骨髓抑制等不良反应，常见的不良反应与 ATRA 的相似，包括皮疹、高甘油三酯血症、轻微的胃肠道反应、周围神经病变和低血钾症等，这些并发症均可经对症治疗而控制或自行缓解。25％患者在治疗过程中会发生维甲酸综合征样的并发症，经糖皮质激素及时治疗可得到控制。约 69％患者发生 QTc 间期延长，可经补充镁和钾离子，保持血清镁和钾离子的浓度分别在 1.8 mg/dL 和 4 mEq/L 以上而纠正。此外，值得注意的是，部分患者在治疗过程中可发生血清肝酶的升高，一旦发现，若及时减量或暂时停药并给予辅肝治疗可以恢复正常，但若不及时处理，可以发生严重的肝功能损害甚至死亡。经 ATO 治疗取得 2 次缓解的患者，可接受 HSCT 治疗，无条件进行 HSCT 治疗者，可经强烈化疗巩固后用 ATO 维持治疗，5 周为 1 个疗程，每个疗程用常规剂量 ATO 25～28 天，每个疗程间间隙3～6周,一般认为至少维持4个疗程,何时停药目前尚无统一规定。

ALL的治疗:目前治疗难治或复发的ALL患者可有以下几种措施,但总体疗效欠佳。①联合化疗:原则上应用以前未用过的药物如VM26、AMSA、IDA以及拓扑异构酶Ⅰ的抑制剂如羟喜树碱、Topotecan等,与其他药物如门冬酰胺酶和MTX联合应用,但CR率仅约30%;中、大剂量MTX或Ara-C单用或与其他药物联合也仅约50%患者得到缓解。这些化疗即使取得CR,平均缓解时间也不超过6个月,1年和5年的生存率仅为24%和3%;②Allo-HSCT:是目前唯一能够使这些患者长期生存或治愈的方法,国际骨髓移植登记处的资料显示,成人难治ALL和处于CR2患者移植后4年生存率分别为23%和22%。但复发的ALL患者仅30%～40%可获得第2次缓解,因此,Allo-HSCT治疗的开展受到限制,仅少数患者受益;③免疫治疗:如单克隆抗体Campath-1H等。初步临床研究的疗效并不满意。

(四)对症和支持治疗

1.输注红细胞悬液

为了减轻贫血,输血应减少至最低限度,因而需严格掌握输血指征,其适应证是血红蛋白在60 g/L以下,且有组织缺氧症状者。原则上只要达到不发生缺氧症状,输血即应适可而止。长期多次输血者要注意同种免疫引起的输血反应、血液传播的传染性疾病的发生,如病毒性肝炎和巨细胞病毒感染等,以及血色病的发生。值得注意的是,对于高白细胞血症尤其白细胞计数$>100\times10^9$/L者,尽管严重贫血,输注红细胞悬液也应暂缓,应该在控制高白细胞血症以后输注,不然,会加剧或诱发肺部浸润、脑梗死或出血等严重并发症甚至在短期内导致死亡。

2.止血

急性白血病出血的主要原因是严重的血小板减少,因此,最有效的方法是输注同种血小板悬液,其适应证是血小板计数在$(10～20)\times10^9$/L以下和/或严重出血者,特别是有内脏出血时。部分患者尤其APL可伴凝血常规异常而存在严重出血或DIC,常表现为皮肤大片瘀斑、血肿、静脉或皮肤穿刺部位延缓性渗血不止及内脏出血。若无DIC依据,应及时补充凝血因子如新鲜或冰冻血浆、人凝血酶原复合物(PPSB)、纤维蛋白原或Ⅷ因子等,对于原发纤溶亢进的患者尚可应用抗纤溶药。如果存在DIC,则尽早给予小剂量肝素治疗,同时补充抗凝血酶Ⅲ(常用新鲜血浆替代)和凝血因子,抗纤溶药要慎用。

3.抗感染

对没有明显感染或发热的患者,一般认为不应采用抗生素作为预防感染的措施,以减少二重感染的机会,而无菌隔离治疗护理是关键,对于严重粒细胞缺乏的患者,最好住入无菌病房,实行全环境保护。患者一旦发生感染或无明显感染灶而发热在 38 ℃以上,应及时给予积极的经验性抗生素治疗。在此同时,应做好血培养等病原微生物监测。原则上选用广谱抗生素,剂量要足,当抗细菌感染治疗 1 周以上无显效时,要考虑加用抗真菌和/或抗病毒的药物。

4.中枢神经系统白血病(CNSL)的预防和治疗

业已证明 ALL 患者容易在完全缓解后发生 CNS 复发,因此一直以来 CNSL 的预防性治疗已成为 ALL 治疗的一个重要的组成部分。AML 中的 M_4、M_5 也被认为容易发生 CNS 浸润,故大多数学者认为给予预防性治疗是必要的。此外,现代的 APL 治疗已使较多患者获得长期生存,随之而来,CNS 白血病复发的 APL 患者越来越多,因此,不少学者已主张对 APL 患者也应该进行 CNSL 的预防性治疗。常用预防 CNSL 的方法是鞘内注射 MTX 和/或 Ara-C,MTX 的剂量为每次 $8\sim12\ mg/m^2$,Aara-C 为每次 $30\sim50\ mg/m^2$,一般在首次 CR 后即开始,每周 $1\sim2$ 次,连续 $4\sim6$ 次,以后每月 1 次,至少维持 1 年。

一旦确诊为 CNSL,应立即进行 CNSL 的治疗。常用的方法是,鞘内注射 MTX 或和 Ara-C(剂量同预防的方法),至少每周两次,甚至可以每天或隔天 1 次,至 CNS 症状和脑脊液检查改善后,适当延长鞘内注射的间隔时间,直至临床症状消失和脑脊液检查正常。以后仍需每月鞘内注射 1 次作维持治疗。对于颅内有明显肿块占位的 CNSL 患者,单用鞘内注射化疗药物往往不能完全奏效,还需借助局部放疗。

5.其他对症支持治疗

别嘌呤醇 $0.1\sim0.2\ g$ 口服,每天 3 次,化疗前和化疗中的水化、碱化对于高白细胞血症患者是必需的,以防止高尿酸血症和急性肾衰竭等并发症。此外,维持水、电解质平衡和提供足够营养也是治疗成功的必需条件。

(五)预后与注意点

用蒽环类抗生素和阿糖胞苷治疗非 APL 的 AML 患者的 CR 率为 $50\%\sim75\%$,ATRA 和 ATO 治疗 APL 患者的 CR 率已接近 90%。但是在 CR 的患者中,长期无病生存(DFS)率仅为 $20\%\sim30\%$,大部分 AML 患者仍然死于疾病的复发。AML 的几个宿主或疾病相关的因素具有重要的预后意义,年龄在60岁以上、原先存在 MDS、白细胞数升高、差的核型和表达 MDR 表型均提示预后差。

诊断时的核型是最重要的独立预后因素之一,并能区别 3 组预后不同的 AM。①预后好:t(15;17)、t(8;21)、inv(16);②预后中等:正常核型、+8、11q23、del(7q)、del(9q)、+22,其他数目异常;③预后差:复杂核型、-7、-5、del(5q)、abn(3q)。此外,近年来支持治疗的改善、缓解后治疗强度增加和造血干细胞移植等已使 AML 患者的预后有了相当程度的改善,但总体上 AML 目前的疗效并不令人满意,新药的研制和成功治疗策略的摸索势在必行。

ALL 的自然病程较短,平均病程 2~3 个月。近 10 多年来,由于应用联合化疗与积极防治 CNSL,使生存期明显延长,特别是患儿。儿童 ALL 首次 CR 率高达 90% 以上,5 年生存率达 50% 以上。而成人 ALL 首次 CR 率为 60%~80%,5 年生存率仅为 20% 左右。影响 ALL 的预后因素有年龄、初诊时白细胞计数、细胞形态、免疫表型、核型、脏器浸润及 CNSL 等。年龄为 3~7 岁的 ALL 患者预后较好,而其他年龄组的患者预后均较差,以年龄<1 岁和>50 岁的患者预后最差。与 AML 一样,诊断时的核型是最重要的独立预后因素之一,高倍体、$6q^-$、t(8;21)提示预后好,而 t(9;22)、t(8;14)、t(4;11)和 $14q^+$ 等提示预后差。

第二节　慢性粒细胞白血病

慢性粒细胞白血病(慢粒)是一种恶性克隆增殖性疾病,临床前期可以长达 6 年,一旦进入临床期病程进展加快。大量临床研究表明,在慢粒慢性期、加速期和急变期的中位时间分别为 3.5~4 年、1 年和 3~6 个月,慢粒占全部白血病的 20%~35%,国内慢性白血病 90% 为慢粒。

一、病因和发病机制

接触苯和放射线是慢粒较明确的致病因素。日本广岛和长崎原子弹爆炸后幸存者、英国强直性脊柱炎及宫颈癌接受放疗后的患者中,慢粒的发病率明显高于正常人群。慢粒患者中 HLA-Cw3、Cw4 出现的频率较正常人高,提示它们可能是慢粒的易患标志。

90% 以上的慢粒患者中可发现有 Ph 染色体,9 号染色体上原癌基因 *c-abl* 的片段与 22 号染色体上的断裂点簇集区 *bcr* 发生易位融合,转录成一段 8 kb 的融合 mRNA，编码生成融合蛋白 p210，具有很强的酪氨酸蛋白激酶活性。现在已成功抑制 p210 表达的药物，有望通过此类药物控制慢粒的发病，达到根治的目的。

二、临床表现

起病缓慢，早期症状多与肿瘤负荷增高和贫血有关，如疲倦、乏力、食欲缺乏、多汗和体重减轻，许多患者可因脾大或白细胞增多在定期体检中发现而确诊。

(一)脾大

就诊时约 90% 患者有脾大，脾下缘可平脐，质韧无压痛，患者常感上腹部饱胀不适，少数患者因发生脾梗死或脾周围炎而出现显著左上腹和左肩部疼痛，可有局部压痛和摩擦音，脾破裂罕见。15%～20% 患者有肝大，程度较轻，淋巴结肿大较少见，但可作为早期急变的首发症状。

(二)发热、贫血和出血

高代谢可出现低热、消瘦和出汗，疾病早期甚少有感染、明显的贫血及出血多在急变期才出现。

(三)白细胞淤滞综合征

较少见，当白细胞计数增高至 100×10^9/L 以上时，由于白细胞淤滞可出现循环受阻，在儿童慢粒中多见。可出现呼吸困难、发绀、脏器梗死、眼底静脉扩张、视神经盘水肿、眼底出血、阴茎异常勃起、神志改变，甚至中枢神经系统出血等表现。

(四)其他

胸骨压痛较常见，多在胸骨下段。细胞破坏、血尿酸升高引起痛风性关节炎-嗜碱性粒细胞增多，组胺释放出现荨麻疹、皮肤瘙痒以及消化性溃疡。皮肤浸润较少见，可出现紫色结节状突起，多累及躯干、四肢和脸部等。

三、诊断与鉴别诊断

根据临床表现、血常规、骨髓常规特征以及 Ph 染色体检查和 *bcr/abl* 融合基因检测，诊断并不困难。鉴别诊断包括以下几类。①类白血病反应，多发生在严重感染、肿瘤或炎症性疾病基础上，无 Ph 染色体和 *bcr/abl* 融合基因，外周血中以中性杆状核居多，可有少量晚幼粒细胞，原始及早幼粒细胞罕见，中性粒细胞 NAP 积分升高或正常；②其他骨髓增殖性疾病：慢粒可合并骨髓纤维化、也可同时有血小板和红细胞增多，慢性粒单细胞白血病和原发性骨髓纤维化鉴别：该类疾病白细胞增多不如慢粒显著,随访一定时间无明显变化,无 Ph 染色体检查和 *bcr/abl* 融合基因,且有相应病变的表现;③慢粒有贫血及脾大时需与肝硬化、血吸虫病、淋巴瘤等鉴别,发生脾梗死及脾周围炎时应与急腹症相鉴别。

四、临床分期

根据我国第二届全国白血病会议制订的分期标准,慢粒可分为 3 期。

(一)慢性期

(1)无症状或有低热、乏力、多汗、体重减轻等症状。

(2)白细胞数增高,主要为中性中、晚幼和杆状核粒细胞。原始粒细胞(Ⅰ型＋Ⅱ型)低于 10%,嗜酸性粒细胞和嗜碱性粒细胞增多,可有少量有核红细胞。

(3)骨髓增生明显至极度活跃,以粒系增生为主,中、晚幼粒细胞和杆状粒细胞增多,原始粒细胞(Ⅰ型＋Ⅱ型)低于 10%。

(4)有 Ph 染色体。

(5)CFU-GM 培养集落和集簇较正常明显增加。

(二)加速期

具备下列中两项者可考虑本期:①不明原因的发热、贫血、出血加重和/或骨骼疼痛;②脾脏进行性增大;③非药物引起的血小板进行性降低或增高;④原始细胞(Ⅰ型＋Ⅱ型)在外周血或骨髓中超过 10%;⑤外周血嗜碱性粒细胞超过 20%;⑥骨髓中有显著的胶原纤维增生;⑦出现 Ph 以外的其他染色体异常;⑧对传统的抗慢粒药物无效;⑨CFU-GM 增生和分化缺陷,集簇增多,集簇条落比值增高。20%~25%的患者无明显加速期阶段而直接进入急变期,加速期可持续半年至一年半最后进入急变期。

(三)急变期

具有下列之一者可诊断为本期:①原始粒细胞(Ⅰ型＋Ⅱ型)或原始淋巴细胞—幼淋巴细胞或原始单核细胞＋幼稚单核细胞在外周血或骨髓中超过 20%;②外周血中原始粒细胞加早幼粒细胞超过 30%;③骨髓中原始粒细胞加早幼粒细胞超过 50%;④骨髓外原始细胞浸润。此期临床症状、体征比加速期更恶化,CFU-GM 培养呈小簇生长或不生长。

慢粒急变通常为急粒变或急粒单变,约 10%患者可出现红白血病变,偶见巨核细胞变、早幼粒细胞或嗜碱粒变,1/3 患者可急淋变、一旦急变后,多在 3~6 个月内死于各种并发症。

五、治疗

(一)慢性期治疗

目的是促进正常干细胞生长和抑制白血病克隆增殖。

1.化学药物

(1)羟基脲(HU):是细胞周期特异性 DNA 合成抑制剂,毒性低,可延缓疾病进程。开始剂量 $1\sim6$ g/d,随白细胞数量的变化调整剂量,维持量每天 $0.5\sim1$ g。由于 HU 具有同时降低白细胞和血小板的功能,而且起效快、作用时间短、诱发急变率低,目前认为是治疗慢粒的首选药物。单用本药不能清除 Ph 阳性细胞,可使红细胞产生巨幼样改变。

(2)白消安(马利兰,BUS):是一种口服烷化剂。常用剂量 $4\sim6$ mg/d,一般服药后 $10\sim14$ 天白细胞数开始下降,白细胞数低于 20×10^9/L 时即应减量,停药后作用仍可持续 2 周。长期应用可引起皮肤色素沉着、肺间质纤维化、停经、睾丸萎缩等。口服白消安的骨髓抑制时间长,不能抑制 Ph 细胞克隆,甚至有促使急变作用,所以目前临床已较少应用。

(3)靛玉红:是我国从中药青黛中提取的治疗慢粒药物,剂量 200 mg/d,甲异靛为其衍生物。可作为二线药物。

(4)其他药物:高三尖杉酯碱、Ara-c、6-MP、6-TG、苯丁酸氮芥、CTX 等都可使慢粒获得一定程度缓解:以 Ara-c 为主的多药联合化疗,可以迅速改变血液学表现,甚至可以一过性抑制 Ph 细胞克隆,但总生存期延长不明显。

2.干扰素

α-干扰素 400 万 $\sim$ 500 万 U/m²,每天皮下或肌内注射 1 次,可使 $60\%\sim70\%$ 的慢性期患者获得血液学缓解,40% 患者 Ph 染色体阳性率下降。研究表明,α-干扰素联用羟基脲,血液学缓解率明显高于单用羟基脲者。此外,对于移植后复发的患者也可应用干扰素治疗,分子水平复发者比血液学复发者有效。使用干扰素早期有头痛、肌肉酸痛等流感样症状,延迟反应包括重要脏器功能受损、免疫性贫血、血小板计数减少和甲状腺功能减退等。对于白细胞明显增高者,最初可联用羟基脲或白细胞单采治疗,白细胞降至正常水平后再用干扰素治疗效果较好。

3.放疗

脾区照射,可用于化疗耐药、脾极度增大患者。若有骨骼、软组织浸润,也可采用局部放疗。

4.脾切除

适用于给患者带来痛苦的巨脾或有脾功能亢进者,以提高输注血小板的疗效。术后可能并发感染,栓塞或出血,甚至死亡。

5.骨髓移植

同种异基因骨髓或外周血造血干细胞移植是迄今最有希望治愈慢粒的疗法,3 年生存率为50%～60%,复发率约 20%。如果患者年龄在 40 岁以下且有 HLA 相配供者时,应首先考虑移植治疗,最好在发病后一年内进行;移植后复发的病例可再次输入供者的淋巴细胞,诱导移植物抗白血病反应(GVL)的产生而取得再次缓解。严重的 GVHD 和感染是移植失败的主要原因,自身外周血干细胞或骨髓移植可延长患者的生存期,但易复发,移植物体外净化问题尚待解决。

6.白细胞单采

适用于白细胞计数过高($>100×10^9$/L)或妊娠者,可缓解症状、减少化疗杀伤的白血病细胞数从而减少尿酸生成,但持续时间短、费用高。

7.辅助治疗

在慢粒初发或复发时为防止高尿酸血症引起尿酸性肾病,可服用别嘌呤醇 300 mg/d,补充水分和利尿。

8.基因靶向治疗

酪氨酸激酶抑制药伊马替尼(格列卫)是近年来开发的基因靶向治疗药物,2001 年 5 月,美国食品与药品管理局批准用于临床,2002 年底美国国家肿瘤综合防治网络将其列为治疗慢粒的一线用药。二期临床研究结果显示,单用伊马替尼 400～800 mg/d 治疗。α-干扰素耐药的慢粒慢性期患者,完全缓解率为 88%,初治患者为 98%,治疗 3 个月时的主要细胞遗传学反应分别为 60%和 76%;慢粒加速期患者的主要细胞遗传学反应为 21%,治疗慢粒急变期为 7%～13.8%,骨髓原始早幼细胞期为 6%～15%,返回到慢性期者为 22%～39.5%,总计血液学有效率为 46%～60.3%,主要细胞遗传学反应 5%～15%。结果与 MD Anderson 中心研究结果相似。体外实验表明,伊马替尼与传统的化学治疗药物几乎都有协同作用,但目前进入临床Ⅱ期试验的只有伊马替尼与 α-干扰素或阿糖胞苷联合。伊马替尼治疗 6 个月时未达到血液学完全缓解或 Ph 染色体阳性细胞>65%者视为治疗失败。

伊马替尼治疗的不良反应在慢粒的不同阶段无显著性差别,主要表现为恶心、呕吐、局限性水肿、肌肉痉挛、腹泻、腹痛、皮炎、头痛、四肢关节痛及体重增加,以上不良反应大都能够耐受,极少需要对症治疗,重度的粒细胞、血小板计数减少和贫血,在慢粒急变期和加速期患者中发生率较高。不良反应与剂量相关,因此治疗应从一般剂量开始,逐渐增加到最大的耐受量。

(二)加速期和急变期治疗

慢粒一旦进入加速期或急变期应按急性白血病治疗,但缓解率低。化疗方案根据细胞类型而定,急非淋变时可选用急性非淋巴细胞白血病的联合化疗方案,如中剂量 Ara-c 加米托蒽醌、去甲氧柔红霉素或依托泊苷(Vp-16)治疗;急淋变时按照急性淋巴细胞白血病的治疗方案。在加速期行骨髓移植仍有 15%~25%患者可长期无病生存,但急变期时的骨髓移植疗效很差。慢性期采集自体骨髓冷冻保存,一旦患者进入加速期或急变期,通过自体骨髓移植可使患者重新回至慢性期,但持续时间很短。

六、预后

慢粒预后较差,中数生存期 39~47 个月,5 年存活率为 25%~35%。发病时外周血中白细胞和血小板计数、原幼细胞比例、肝脾大小和嗜酸性及嗜碱性细胞计数和预后有关。

第三节 慢性中性粒细胞白血病

慢性中性粒细胞白血病(chronic neutrophilic leukemia,CNL)为少见类型的慢性白血病。1920 年,Tuohy 首次报道该病,以后国内外陆续有个案报道。在最新的 WHO 造血与淋巴组织肿瘤分类标准中,把 CNL 作为慢性骨髓增殖性疾病(MPD)的独立分型。本病是一种克隆性血液病,临床上以成熟中性粒细胞持续增多、脾肿大为主要特征,病程较慢粒更为缓慢,NAP 活性极高,Ph 染色体阴性。

一、临床表现

(一)一般症状

起病缓慢,多发生于中老年人,发病年龄大多在 40 岁以上。患者多有乏力、体重下降、低热等非特异症状。

(二)贫血

患者可有不同程度的贫血,一般较轻微,严重贫血者少见。贫血多因白细胞大量增生抑制骨髓红系细胞增生所致。

(三)出血

部分患者有出血倾向,CNL 患者血小板计数大多正常,对患者进行各种凝血试验其结果也均正常,出血似乎与 CNL 本身无肯定的关系。

(四)组织器官浸润

(1)脾肿大,常常是患者最突出的体征,活检证实脾窦、脾淋巴结滤泡内有大量成熟中性粒细胞浸润,很少有巨核细胞、未成熟粒细胞浸润和髓外红细胞生长。

(2)肝大。肝一般轻、中度增大,活检示肝门内有大量成熟中性粒细胞浸润,但很少有巨核细胞和未成熟粒细胞,汇管区和肝窦内偶可见有核红细胞。

(3)淋巴结肿大,淋巴结内有成熟中性粒细胞浸润。

(五)其他并发症

绝大多数 CNL 患者血尿酸明显升高,但只有个别患者并发痛风、痛风性关节炎、痛风性肾病等。

二、实验室检查

(一)血常规

(1)该病早期可无贫血,晚期可有不同程度的贫血。网织红细胞计数常在0.5%～3.0%,红细胞形态多正常,有时可有轻度的大小不一,血片中一般不见有核红细胞。

(2)白细胞计数明显增多,多在$(25～50)×10^9/L$。中性粒细胞绝对值高,分类中性粒细胞占 80% 以上,有的可达 90%,成熟中性粒细胞占绝对优势。极少数出现中、晚幼粒细胞,其形态多有异常,表现不同程度的病态造血,毒性颗粒增多,空泡变性,偶有分叶过多,嗜酸性、嗜碱性粒细胞不多。

(3)血小板计数绝大多数正常或偏高。

(4)中性粒细胞碱性磷酸酶(NAP)活性增强。与感染和类白血病时 NAP 活性增高相似,甚至更为增强是本病特征,具有重要的鉴别价值。

(二)骨髓常规

(1)骨髓增生明显活跃至极度活跃,主要为粒系细胞极度增生,粒红比例增高。

(2)粒系细胞增生以成熟中性粒细胞增生为主,原始粒细胞及早幼粒细胞所占百分比不高,嗜酸性、嗜碱性粒细胞不增多甚至缺如。在本病中晚幼粒细胞与成熟粒细胞是一种病态增殖改变。

（3）红系细胞不同程度地受到抑制。

（4）巨核细胞系统正常、增生或减低，可见小巨核细胞，血小板正常或增多。

（5）中性粒细胞的 NAP 活性明显增高，阳性率为 $80\%\sim100\%$，积分值为 $289\sim400$。

（三）其他实验室检查

Ph 染色体阴性，*bcr/abl* 阴性。偶尔也有染色体发生随机异常的报道。血清维生素 B_{12}、LDH、血尿酸、血清溶菌酶浓度在本病中大部分增高。

三、诊断标准

目前，国内外还没有统一的诊断标准。

（一）You 等人提出，诊断 CNL 应符合下列标准

（1）在外周血中成熟中性粒细胞持续增多。

（2）脾肿大。

（3）中性粒细胞碱性磷酸酶积分升高。

（4）骨髓常规示粒系细胞极度增生，以成熟中性粒细胞为主。

（5）Ph 染色体阴性，无 *bcr* 基因重排。

（6）血中尿酸及维生素 B_{12} 浓度升高。

（7）排除感染、肿瘤等引起类白血病反应的疾病。

（二）WHO 分类中 CNL 诊断标准

（1）外周血白细胞计数总数 $\geqslant25\times10^9/L$，杆状核和分叶核中性粒细胞数占白细胞总数的 80% 以上，不成熟粒细胞（早幼、晚幼）数低于白细胞总数的 10%，单核细胞数低于白细胞总数的 1%。

（2）骨髓中有核细胞增多，中性粒细胞系百分比增高，数量增多，原粒细胞数低于有核细胞数的 5%，中性粒细胞系成熟正常。

（3）肝、脾大。

（4）没有引起生理性中性粒细胞增多的原因，如有，需用细胞遗传学或分子技术证明粒细胞的单克隆性，Ph 染色体阴性，*bcr/abl* 阴性。

（5）无其他 MPD 的证据，包括 PV、IMF、ET；无 MDS 或 MDS/MPD 的证据。

四、鉴别诊断

（一）慢性粒细胞白血病

慢性粒细胞白血病患者也有粒细胞异常增多、肝脾显著增大等症状，但慢性粒细胞白血病以中性中幼粒细胞、晚幼粒细胞、杆状核粒细胞增多为主，嗜酸性粒细胞、嗜碱性粒细胞绝对值增多，可伴发较严重的贫血和血小板、红细胞形态异常，中性粒细胞碱性磷酸酶活性降低或缺失，90％Ph 染色体阳性，对于 Ph 染色体阴性者，仍可发现 *bcr/abl* 融合基因存在。

（二）类白血病反应

类白血病反应常有基础疾病的临床表现，如严重感染、恶性肿瘤、大量出血、急性溶血、休克或外伤等，经治疗后血常规可在短期内恢复，而 CNL 无原发病可寻，应用抗生素治疗无效，白细胞计数总数不下降，脾脏不缩小。

（三）其他骨髓增生性疾病

CNL 与其他骨髓增生性疾病的最大区别在于无论是在疾病早期还是晚期，均无骨髓网硬蛋白的增生，无骨髓纤维化趋势。

五、治疗

到目前为止，尚无有效的方法可以治疗 CNL。在早期报道的病例，采用脾区照射和脾切除方法可以降低肿瘤负荷、减轻腹部不适的症状，但后来发现脾切除会导致中性粒细胞进一步增高。此后，开始使用化疗药物，如羟基脲、白消安、6-TG 等，这些药物对白细胞的降低及脾脏的缩小有一定效果，并可使病情得到一定的控制，但均不能明显延长患者存活期。有文献报道，干扰素可使 CNL 达到完全缓解，但病例数较少，有待于进一步探讨。此外，还有报道异基因骨髓移植也可使 CNL 达到完全缓解，但 CNL 的发病年龄大部分＞50 岁，老年 CNL 患者做异基因骨髓移植的疗效还有待于进一步探索。CNL 急变时可试用诱导化疗，但完全缓解率极低。

第四节　慢性淋巴细胞白血病

慢性淋巴细胞白血病简称慢淋，是一种慢性肿瘤性疾病，以外用血、骨髓、脾脏和淋巴结中小淋巴细胞恶性增殖与积蓄为特征。细胞形态接近成熟淋巴细胞,以 B 细胞型多见,T 细胞型仅占 2%。我国慢淋发病率低,约占白血病总数的 5% 以下,而欧美达 30% 左右。男女比例约为 2:1,发病时 50 岁以上者占 90%,30 岁以下罕见。

一、病因和发病机制

研究发现,长期接触低频电磁场可能和慢淋发病有关。欧美慢淋的发病远比亚洲国家多见,慢淋患者的直系亲属中患慢淋的危险性比一般人群高 3 倍,男性比女性易患,说明遗传因素在慢淋的发病中占一定地位。

二、临床分期

Binet 等提出的分期方法,共 3 期。

A 期:无贫血(Hb>100 g/L)或血小板减少(PLT>100×10^9/L),肝、脾与颈、腋下及腹股沟淋巴结共 5 个区域中累及 3 个以下。

B 期:无贫血或血小板减少,但累及区域不少于 3 个。

C 期:出现贫血和/或血小板减少。

三、临床表现

慢淋早期常无症状,因发现淋巴结肿大或不明原因的淋巴细胞绝对值升高而就诊。患者有轻度乏力、易疲劳等非特异性表现,一旦进入进展期,可表现为体重减轻、反复感染、出血和贫血症状。

(一)淋巴结肿大

淋巴结肿大最常见(占 80%),可为全身性,轻至中度肿大,偶可明显肿大,无压痛,触之有橡皮感,与皮肤不粘连,常累及颈部、锁骨上、腋下及腹股沟等处。累及扁桃体、泪腺、唾液腺时,可产生 Mikulicz 综合征。

(二)肝、脾肿大

半数患者有脾大,多为轻至中度,伴腹部饱胀感,晚期可达盆腔,偶可发生脾梗死或脾破裂,肝大或脾肿大少见。

(三)结外浸润

淋巴细胞可浸润至皮肤、结膜、肺、胸膜、胃肠道、骨骼、神经系统、前列腺、性腺和眶后组织。并发症患者由于体液免疫和细胞免疫均受影响,可合并免疫缺陷表现,如感染、自身免疫性疾病和第二肿瘤。

四、诊断和鉴别诊断

从年龄、临床表现、外周血白细胞超过 10×10^9/L、淋巴细胞比例不低于

50%,淋巴细胞绝对值大于5×10^9/L、骨髓淋巴细胞超过 40%且以成熟淋巴细胞为主以及淋巴细胞肿大等典型表现,多数病例诊断不难。持续性淋巴细胞增多最具有诊断意义。淋巴结肿大应与淋巴结结核、淋巴瘤及慢性炎症所致淋巴结病变相鉴别。淋巴细胞增多者应与传染性单核细胞增多症、麻疹、水痘、巨细胞病毒感染等反应性淋巴细胞增多或多克隆淋巴细胞增多,以及其他慢性淋巴细胞增殖性疾病,如幼淋巴细胞白血病及多毛细胞白血病等相鉴别。

五、预后

慢淋在发病过程中可发生的变异有:①Richter 变,约 3%的患者可出现发热、体重减轻,淋巴结、肝脾迅速肿大,慢淋转变为晚期淋巴瘤,病程进展快,多在 5 个月内死亡。②混合慢淋幼淋变,幼淋细胞占淋巴细胞总数的 10%~50%,脾大。幼淋变者幼淋巴细胞比例更高,绝对计数超过 15×10^9/L,脾大更显著,小鼠红细胞玫瑰花结形成减少,表面膜免疫球蛋白强阳性,中位生存期 9 个月。③急淋变甚罕见,免疫标记显示来自同一 B 细胞株,由于 c-myc 表达过度所致。原始细胞表达膜表面免疫球蛋白和末端脱氧核苷酸转移酶。

年龄大、发病时淋巴细胞数大于 50×10^9/L、幼淋细胞比例超过 10%、骨髓弥漫性浸润以及染色体异常的晚期患者,预后较差,中位生存期 35~63 个月,各期有明显差异,也有长达 10 年以上。

六、治疗

(一)CLL 的治疗指征

CLL 是进展最缓慢的白血病,有人甚至提出是一种相对良性的克隆性疾病:约 40%的患者未经治疗的自然病程在 10 年以上,多数均达 5 年以上。另一方面,大宗病例分析显示,早期化疗未能提供任何生存优势,相反,还带来各种风险,包括发生第二种肿瘤,根据国际上公认的 Rai 分期及 Binet 分期标准,分别将两种分期的 0 期或 A 期者定为低危,Ⅰ、Ⅱ期或 B 期者定为中危,Ⅲ、Ⅳ期或 C 期者定为高危。诊断时,低、中危患者原则上不予化疗,定期严密随访观察;如出现症状或提示疾病出现进展,包括淋巴、肝、脾肿大,血中淋巴细胞倍增时间短于 12 个月,则开始化疗。高危患者在诊断后应立即开始化疗、法国-西班牙研究组提出,CLL 患者外周血的血红蛋白、血小板基本正常,白细胞少于 30×10^9/L,淋巴结,肝、脾仅轻度肿大,血淋巴细胞倍增时间超过 12 个月,定义为冒烟型 CLL,可定期观察,根据变化决定是否开始化疗。这种观点更严格了 CLL 治疗的指征。另有学者建议,具备下列情况之一者应开始化疗:①贫血;②血小板减少;

③出现由 CLL 本身引起的症状;④肝明显肿大;⑤导致压迫症状的淋巴结肿大;⑥血淋巴细胞倍增时间短于 6 个月;⑦发生幼淋巴细胞转化;⑧转为 Richter 综合征(CLL 转为高度恶性的侵袭性大细胞淋巴瘤)。单纯的外周血白细胞及淋巴细胞升高或无症状的轻、中度淋巴结肿大,不是治疗的指征。

上述建议在临床更具可操作性,尚无治疗指征的 CLL 患者,应定期随访,随访内容有:①血常规,注意白细胞及淋巴细胞数量变化,计算淋巴细胞的倍增时间,血红蛋白、血小板有无降低;②淋巴结、肝、脾变化,包括影像学检查结果。另有学者提出,血清乳酸脱氢酶或胆微球蛋白明显升高,也是疾病活动的指标,应予以重视。具备治疗指征的 CLL 患者开始治疗后,当最初的治疗目标已达到,即治疗指征已消失时应停止治疗。因为继续治疗尚无能延长生存期的证据,有时反而影响生活质量。

(二)化疗

1.烷化剂

20 世纪 50 年代即应用于临床,代表药物有苯丁酸氮芥及环磷酰胺。烷化剂对进展期的 CLL 有肯定的效果,但并不能延长寿命。近几年,有人将 CBl348 改为脉冲式给药,$0.4 \sim 0.7$ mg/kg,口服,1 天或分 4 天给药,每 $2 \sim 4$ 周为 1 个疗程。其疗效和每天给药相似,CR 为 15%,PR 为 65%,但骨髓毒性减轻。另有报告 CBl 348 按 15 mg/d 持续用至缓解或出现Ⅲ度毒性反应,疗效无明显提高,而骨髓毒性增加。CTX 和 CBl 348 疗效相似,也有间歇给药的报告,按 $500 \sim 750$ mg/m² ,静脉注射或口服,每 $3 \sim 4$ 周一次。效果和每天给药或隔天给药相同。

2.核苷类似物

20 世纪 80 年代后应用于临床,用于治疗 CLL 的有氟达拉滨(FDR),又名氟达拉滨,以及 2-氟去氧腺苷(克拉屈滨,2-CDA)。此类葯物主要在淋巴细胞内积聚,故淋巴细胞成为理想的靶细胞。其磷酸化衍生物通过诱导细胞凋亡发挥疗效:①抑制 DNA 连接酶,DNA 起始酶、DNA 和 RNA 聚合酶及核糖核苷酸还原酶;②作为类似物掺入 DNA、RNA,影响其合成及功能;③自发形成的 DNA 断裂修复受抑。

(1)氟达拉滨:标准用法为 $25 \sim 30$ mg/(m² · d),静脉滴注,30 分钟内完成,连用 5 天,每四周为一周期。文献报道,氟达拉滨(FDR)用于初治 CLL 的 CR 为 38%,PR 为 60%,中位缓解期为 31 个月;用于复治 CLL 的 CR 率为 20%,PR 率为 45%,中位缓解期为 21 个月;尽管 FDR 的疗效优于以往的化疗药物,但患者总寿命并未改善。远期疗效取决于其最初的治疗反应,CR 者的长期存活率可达 20%,PR 者为 10%,用烷化剂缓解后复发的 CLL 患者,有条件时应选用 FDR,则再次总缓解率为 30%～55%,如患者复发后对烷化剂仍敏感,则用 FDR 效果更好。以往用 FDR 缓解又复发者或初治即对 FDR 无反应者,换用烷化剂后总缓解率仅为 7%。上述资料表明,FDR 是目前治疗 CLL 相对理想的药物;如用 2 个疗程仍未达 PR 者,则预后不佳,即使更换其他药物也难以缓解。

FDR 的主要不良反应有:①骨髓抑制,但此也为治疗效应,适当调节剂量及用法,大多数患者可安全渡过骨髓抑制阶段;②免疫抑制,用药后外周血 T 细胞明显减少,特别是 T4 细胞减少更为显著,常持续至停药后 2 年,在此期间易并发各种条件致病源感染,常见有单纯疱疹病毒、带状疱疹病毒、李斯特芽孢菌、卡氏肺囊虫等;③免疫紊乱,可并发自身免疫性溶血性贫血(AIHA)、免疫性血小板减少性紫癜(ITP)、单纯红细胞性再生障碍性贫血(PRAA)。由于 CLL 本身即可有这些并发症,故和 FDR 的因果关系尚难定论;④神经毒性,发生率高达 60% 以上,与 FDR 的代谢产物在中枢神经系统内聚积有关,大多表现为周围神经病,少数为精神异常、抽搐,甚至昏迷;⑤高白细胞血症者用药后可发生肿瘤溶解综合征,故遇此情况应减量应用。为减轻 FDR 的不良反应,有人报告认为 30 mg/(m² · d),连用 3 天,1 个月为 1 个疗程可明显减少感染,但疗效也随之下降,CR 率为 10%,PR 率为 36%,总寿命尚不受影响。

(2)克拉屈滨:标准用法为 0.12 mg/(kg · d),5 天为 1 个疗程,同样经静脉滴注,维持 2 小时以上注入。初治 CLL 的 CR 率为 40%,PR 率也为 40%;复治者 CR 率为 4%～39%,PR 率为 33%～44%。初治及复治者的中位缓解期和 FaraA 相似。克拉屈滨(2-CDA)口服剂按 10 mg/(m² · d)给药,5 天为 1 个疗程,初治者总缓解率为 75%。使用 2-CDA 两个疗程无反应者,应更换其他治疗方案。2-CDA 和 FDR 有交叉耐药,不良反应同于 FDR。另一种腺苷类似物脱氧助间型霉素(DCF)是腺苷脱氨酶抑制剂,其治疗 CLL 的疗效远不如 FDR 及 2-CDA,主要用于多毛细胞门血病,故不在此介绍。

3.联合化疗

(1)COP 方案:CTX 750 mg/(m² · d),静脉注射,第一天;长春新碱(VCR)1.4 mg,静脉注射,第一天;泼尼松 100 mg/d,口服,连用 5 天。3～4 周为 1 个疗程,疗效同上一方案。

(2)CHOP 方案:即上述 COP 方案加 ADM 50 mg/m²,静脉注射,第一天。每 4 周为 1 个疗程;和 COP 方案比较,中位生存期明显延长,3 年生存率增加

（71％：28％）；CHOP 方案中 VCR 方案，不影响疗效，文献报道 196 例 CLL 患者（包括初治、复治，处于 B、C 期），单用 FDR 与 CAP 方案的疗效比较，初治组的 CR 及 PR 二者相似，复治组 FDR 为优，但二者的中位缓解期无差别。

（3）FDR 与其他药物合用：FDR 分别和 CBl348、甲氨蝶呤（MTX）、CTX、顺铂、泼尼松等合用，疗效均未超过 FDR 单用组，而不良反应加重。较一致的意见是初治者无须联合用药，有条件者应尽量单用 FDR。有人报道初治用 FDR 复发者，选用 FDR 联合 CTX 治疗，缓解率达 89％，但 CR 者很少。2-CDA 和上述各种药物分别组成联合方案，其结果同样如此。因此，目前核苷类似物仍以单独应用为主。

（4）M2 方案：为常用于多发性骨髓瘤的标准方案。一组 63 例进展期或难治性 CLL 的疗效研究中，包括 CR、PR、中位缓解期，均未超过其他联合方案，提示强烈化疗不能提高 CLL 的疗效。

（三）放疗

历史上曾对 CLL 行全身放疗，虽可改善病情，但作用短暂，骨髓抑制严重，20 世纪 80 年代后已弃用。目前局部放疗仍用于少数患者，如巨脾伴脾梗死者，可达到快速止痛的目的。循环中白血病细胞途经脾脏也遭辐射，可明显减少。局部放疗缓解率低，缓解期短。此外，局部淋巴结明显肿大，且造成压迫症状者或因浸润致局部骨痛者，放疗能缓解症状。

（四）造血干细胞移植（HSCT）

1.异体造血干细胞移植

一组 54 例 60 岁以下（中位年龄 41 岁）处于不同病期、以往治疗也不一致的 CLL 患者，行 Auto HSCT。预处理大多用全身放疗（TBI）及大剂量 CTX。结果 70％的患者体征消失，血常规恢复正常，3 年生存率为 46％；移植相关死亡率（TRM）高达 50％，其中半数死于移植物抗宿主病。根据患者复发后输注供者的淋巴细胞仍有效，证明移植物抗白血病（GVL）效应也起重要作用；有报告 HSCT 后用敏感的 PCR 方法不能检出微小残留病变（MRD），即重排的 IgH 基因，表明有可能治愈 CLL。以往认为 CLL 发病年龄高，适合的供髓者少，因此满足 Allo HSCT 者较少；而且由于丁 RM 高，故 Allo HSCT 仅适合于经严格选择的少数 CLL 患者，但近几年出现的非清髓性 Allo HSCT 为患者提供了更多接受移植的机会，大多选用 FDR＋CTX 行预处理。1 年时 TRM＜20％，1 年无病生存率为 60％～80％。目前较一致的意见是，亲缘关系的 Allo HSCT 适于不超过 60 岁的 CLL 患者，非亲缘关系的 Allo HSCT 限制于不超过 50 岁的患者，非清髓性

Allo HSCT 可放宽至 70 岁。另据近几年报道,60 岁以下的 CLL,较以往增多,西班牙学者报道诊断时<60 岁者已占 33%,故适合于 All oHSCT 者已有上升趋势。由于 CLL 是一组异质性很强的疾病,不少病例可长期稳定,无疾病进展,肯定不是移植的候选者,故移植应用于进展期 CLL 病例。也有学者提出,早期的低危 CLL 虽病情稳定,但如已具备不良预后因素者也应及早进行移植,包括血红蛋白不超过 130 g/L、淋巴细胞>30×10^9/L、明显的骨髓浸润、较快的淋巴细胞倍增时间、血清胸腺嘧啶激酶升高、血清 β_2 微球蛋白升高、血清乳酸脱氢酶升高,白血病细胞表达 CD38 或检出 IgV 基因突变。

2.自体造血干细胞移植

由于 CLL 患者自体的造血干细胞易被白血病细胞污染,移植后 4 年复发率超过 50%,且生存曲线还未形成平台,目前一致的意见认为 Auto HSCT 不能治愈 CLL。为改进移植效果,已开展从外周血同时筛选 CD34$^+$、B 细胞阴性的祖细胞,如通过免疫磁珠吸附、分离 CD34$^+$ 细胞;采用针对 B 细胞的单抗,如 CD20、CD52 单抗清除回输祖细胞中的 B 细胞。回输后血液学及免疫学的恢复均延迟,增加了 TRM。虽然 Auto HSCT 的年龄可放宽至 70 岁,但鉴于疗效欠佳,更多的学者建议优先选择 Allo HSCT。

(五)免疫治疗

1.α-干扰素

IFN-α 用于早期 CLL,约 60% 的患者可达 PR。IFN-α 也可作为化疗缓解者的维持治疗用药、已属晚期的 CLL,即使加大用量也无效,甚至加速病情进展。

2.特异性单抗

(1)抗 CD20 单抗:商品名为 Rituximab(美罗华),是一种鼠/人嵌合单抗。用量为 375 mg/m^2,每周 1 次,共 4 周。对表达 CD20 的 B-CLL 有效。由于 CLL 中表达 CD20 者较少,仅为恶性淋巴瘤的 1/10,故其覆盖面窄。尽管如此,有人对 FDR 敏感的 CLL,治疗后再加用 Rituximab 取得了更好的疗效;也有将 FDR 和 Rituximab 同时应用的报道,且称缓解率提高,但缓解期未延长。

(2)抗 CD52 单抗:即 Alemtuzumab,是一种人源化单抗。CD52 存在于大多数淋巴细胞表面,抗 CD52 单抗和 CD52 结合后,诱导补体介导及激活抗体依赖的 T 细胞发挥效应。用法为 30 mg 静脉滴注,每周 3 次,共 6 周。建议治疗第 1 周由小剂量开始,以后逐渐增加(第 1 次 3 mg,能耐受则增至 10 mg,然后 30 mg),将其用于一组 29 例 CLL,4% 达 CR,38% 达 PR,中数缓解期为 12 个月,有报告对 FDR 耐药者也有效,总缓解率为 33%,但对肿大的淋巴结无效。上述两种单抗均可致发热、寒战、恶心、呕吐、水潴留、呼吸困难等不良反应,还可引起血小板减少、肝酶升高及凝血障碍。用药前白细胞明显升高者可诱发肿瘤溶解综合征,建议采用剂量逐渐递增的用药方法预防。

（3）LymL:是一种针对人 B 细胞的特异性鼠源性单抗,与^{131}I 结合,进入体内后大部分分布于脾,其他脏器少,故主要用于巨脾患者。治疗后脾可明显缩小,血白细胞和老年白血病诊治应注意的问题淋巴细胞也明显下降。不良反应同上。

（六）脾切除术

手术指征:①巨脾伴脾功能亢进,且其他治疗无效者;②脾梗死伴剧痛;③AIHA 或 ITP,皮质激素治疗不能控制者,切脾对病程无影响。

第五章

女性生殖系统肿瘤诊疗

第一节 子宫颈癌

子宫颈癌是我国最常见的女性生殖道恶性肿瘤,其发病率有明显的地区差异。在世界范围内,子宫颈癌发病率最高的地区是哥伦比亚,最低的是以色列。我国属于高发区,但不同的地区发病率也相差悬殊,其地区分布特点是高发区连接成片,从山西、内蒙古、陕西,经湖北、湖南到江西,形成一个子宫颈癌的高发地带。农村高于城市,山区高于平原。随着近 50 年来国内外长期大面积普查普治及妇女保健工作的开展,子宫颈癌的发病率和死亡率均已明显下降,且晚期肿瘤的发生率明显下降,早期及癌前病变的发生率在上升。发病年龄以 40~55 岁为最多见,20 岁以前少见。子宫颈癌以鳞状细胞癌为最多见,其次还有腺癌及鳞腺癌。少见病理类型还有神经内分泌癌、未分化癌、混合型上皮/间叶肿瘤、黑色素瘤和淋巴瘤等。

一、子宫颈鳞状细胞癌

子宫颈恶性肿瘤中 70%~90% 左右为鳞状细胞癌。多发生于子宫颈鳞状上皮细胞和柱状上皮细胞交界的移行区。子宫颈鳞状细胞癌又有疣状鳞癌及乳头状鳞癌等亚型。

(一)病因

子宫颈癌病因至今比较明确的是与人乳头瘤病毒感染有关。HPV 在自然界广泛存在,主要侵犯人的皮肤和黏膜,导致不同程度的增生性病变。目前鉴定出的 HPV 种类 130 余种亚型,大约有 40 种与肛门生殖道感染有关。根据其在子宫颈癌发生中的危险性不同,可将 HPV 分为 2 类:高危型 HPV,包括 16、18、31、33、35、39、45、51、52、56、58、59、68、73、82,此种类型通常与子宫颈高度病变和子宫颈癌的发生相关,如 HPV16、18 型常常在子宫颈癌中检测到。而我国还包括 33、31、58 及 52 型。低危型 HPV,包括 6、11、40、42、43、44、54、61、70、72、81、88、CP6108 型等,常常在良性或子宫颈低度病变中检测到,而很少存在于癌灶中,如 HPV6、11 型与外生殖器和肛周区域的外生型湿疣关系密切。目前还有 3 型疑似高危型:26、53 和 66 型。

已有大量研究证实 HPV 阴性者几乎不会发生子宫颈癌(子宫颈微偏腺癌、透明细胞癌除外)。因此,检测 HPV 感染是子宫颈癌的一种重要的辅助筛查手段。

但以往资料也显示,子宫颈癌的发生可能也与下列因素有关:①早婚、早育、多产;②性生活紊乱、性卫生不良;③子宫颈裂伤、外翻、糜烂及慢性炎症的长期刺激;④其他病毒:疱疹病毒Ⅱ型(HSV-Ⅱ及人巨细胞病毒(HCMV)等感染;⑤有高危的性伴侣:性伴侣有多种性病、性伴侣又有多个性伴、性伴侣患有阴茎癌、性伴侣的前任妻子患有子宫颈癌等;⑥吸烟者;⑦社会经济地位低下、从事重体力劳动者。

(二)病理特点

1.组织发生

子宫颈鳞状细胞癌的好发部位为子宫颈阴道部鳞状上皮与子宫颈管柱状上皮交界部,即移行带。在子宫颈移行带形成过程中,其表面被覆的柱状上皮可通过鳞状上皮化生或鳞状上皮化被鳞状上皮所代替。此时,如有某些外来致癌物质刺激或 HPV 高危亚型的持续感染存在等,使移行带区近柱状上皮活跃的未成熟储备细胞或化生的鳞状上皮,向细胞的不典型方向发展,形成子宫颈上皮内瘤变,并继续发展为镜下早期浸润癌和浸润癌。这一过程绝大多数是逐渐的、缓慢的,但也可能有少数患者不经过原位癌而于短期内直接发展为浸润癌。

2.病理表现

(1)根据癌细胞的分化程度分为 3 种类型。①高分化鳞癌(角化性大细胞型,Ⅰ级):癌细胞大,高度多形性。有明显的角化珠形成,可见细胞间桥,癌细胞异型性较轻,核分裂较少,或无核分裂;②中分化鳞癌(非角化性大细胞型,Ⅱ级):癌细胞大,多形性,细胞异型性明显,核深染,不规则,核浆比例失常,核分裂较多见,细胞间桥不明显,无或有少量角化珠,可有单个的角化不良细胞;③低分化鳞癌(小细胞型,Ⅲ级):含有小的原始细胞,核深染,含粗颗粒。癌细胞大小均匀,核浆比例更高。无角化珠形成,亦无细胞间桥存在,偶可找到散在的角化不良的细胞。细胞异型性明显,核分裂象多见。此型常需利用免疫组化及电镜来鉴别。

(2)根据肿瘤生长的方式及形态,子宫颈鳞癌大体标本可分为以下4种。

外生型:最常见,累及阴道。①糜烂型:子宫颈外形清晰,肉眼未见肿瘤,子宫颈表面可见不规则糜烂,程度不一,多呈粗糙颗粒性,质地较硬,容易接触性出血,此种类型多见于早期子宫颈癌;②结节型:肿瘤从子宫颈外口向子宫颈表面生长,多个结节融合形成团块状,有明显的突起,常有深浅不一的溃疡形成,肿瘤质地较硬、脆,触诊时出血明显;③菜花型:为典型外生型肿瘤,癌肿生长类似菜花样,自子宫颈向阴道内生长,此型瘤体较大,质地较脆、血液循环丰富、接触性出血明显,常伴有感染和坏死灶存在,因向外生长,故较少侵犯宫旁组织,预后相对好。

内生型:癌灶向子宫颈邻近组织浸润,子宫颈表面光滑或仅有柱状上皮异位,子宫颈肥大质硬呈桶状,常累及宫旁组织。

溃疡型:内生型和乳头型,肿瘤向子宫颈管侵蚀性生长,形成溃疡或空洞,状如火山口。有时整个子宫颈穹隆组织及阴道溃烂而完全消失,边缘不整齐。组织坏死、分泌物恶臭、排液、肿瘤组织硬脆。此型多见于体形消瘦、体质虚弱、一般情况差的患者。

颈管型:癌灶发生于颈管内,常侵及子宫颈管及子宫峡部供血层及转移至盆腔淋巴结。

一般内生型子宫颈癌血管、淋巴结转移及宫旁和宫体受侵较多见,外生型侵犯宫体较少。

3.根据癌灶浸润的深浅分类

(1)原位癌:见子宫颈上皮内瘤变。

(2)微小浸润癌:在原位癌的基础上,镜下发现癌细胞小团似泪滴状甚至锯齿状出芽穿破基底膜,或进而出现膨胀性间质浸润,但深度不超过5 mm,宽不超过7 mm,且无癌灶互相融合现象,浸润间质。

(3)浸润癌:癌组织浸润间质的深度超过5 mm,宽度超过7 mm或在淋巴管、血管中发现癌栓。

(三)转移途径

1.直接蔓延

最常见。向下侵犯阴道,向上可累及子宫峡部及宫体,向两侧扩散到子宫颈

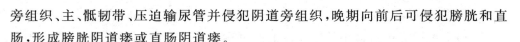

旁组织、主、骶韧带、压迫输尿管并侵犯阴道旁组织,晚期向前后可侵犯膀胱和直肠,形成膀胱阴道瘘或直肠阴道瘘。

2.淋巴转移

这是子宫颈癌转移的主要途径,转移率与临床期别有关。最初受累的淋巴结有宫旁、子宫颈旁、闭孔、髂内、髂外、髂总、骶前淋巴结,称一级组淋巴转移。继而受累的淋巴结有腹主动脉旁淋巴结和腹股沟深浅淋巴结,称为二级组淋巴结转移。晚期还可出现左锁骨上淋巴结转移。

3.血行转移

较少见,多发生在癌症晚期。主要转移部位有肺、肝、骨骼等处。

(四)临床分期

子宫颈癌临床分期目前采用的是国际妇产科联盟(FIGO,2009 年)的临床分期标准。

1.子宫颈癌临床分期

Ⅰ期:癌已侵犯间质,但局限于子宫颈。①ⅠA 期:镜下早期浸润,即肉眼未见病变,用显微镜检查方能做出诊断。间质的浸润<5 mm,宽度≤7 mm,无脉管的浸润。ⅠA1 期,显微镜下可测量的微灶间质浸润癌。其间质浸润深度≤3 mm,水平扩散≤7 mm。ⅠA2 期,显微镜下可测量的微小癌,其浸润间质的深度>3 mm 但≤5 mm,水平扩散≤7 mm。②ⅠB 期,临床病变局限在子宫颈,或病灶超过ⅠA 期。ⅠB1 期,临床病变局限在子宫颈,癌灶≤4 cm。ⅠB2 期,临床病变局限在子宫颈,癌灶>4 cm。

Ⅱ期:癌灶超过子宫颈,但阴道浸润未达下 1/3,宫旁浸润未达骨盆壁。①ⅡA 期:癌累及阴道为主,但未达下 1/3;无明显宫旁浸润。ⅡA1,临床可见癌灶,≤4 cm;ⅡA2,临床可见癌灶,>4 cm。②ⅡB 期:癌浸润宫旁为主,未达盆壁。

Ⅲ期:癌侵犯阴道下 1/3 或延及盆壁。有肾盂积水或肾无功能者,均列入Ⅲ期,但非癌所致的肾盂积水或肾无功能者除外。①ⅢA 期:宫旁浸润未达盆壁,但侵犯阴道下 1/3;②ⅢB 期:宫旁浸润已达盆壁,肿瘤与盆壁间无空隙,或引起肾盂积水或肾无功能。

Ⅳ期:癌扩展超出真骨盆或临床侵犯膀胱和/或直肠黏膜。①ⅣA 期:癌肿侵犯膀胱和/或直肠黏膜等邻近器官;②ⅣB 期:癌肿浸润超出真骨盆,有远处器官转移。

2.分期注意事项

（1）ⅠA期应包括最小的间质浸润及可测量的微小癌；ⅠA1及ⅠA2均为显微镜下的诊断，非肉眼可见。

（2）静脉和淋巴管等脉管区域受累，宫体扩散和淋巴结受累均不参与分期。

（3）检查宫旁组织增厚并非一定是癌性浸润所致，可由于炎性增厚；只有宫旁组织结节性增厚、弹性差、硬韧未达盆壁者才能诊断为ⅡB期，达盆壁者诊断为ⅢB期。

（4）癌性输尿管狭窄而产生的肾盂积水或肾无功能时，无论其他检查是否仅Ⅰ或Ⅱ期，均应定为Ⅲ期。

（5）仅有膀胱泡样水肿者不能列为Ⅳ期而为Ⅲ期。必须膀胱冲洗液有恶性细胞时，需病理证实有膀胱黏膜下浸润，方可诊断为Ⅳ期。

（五）诊断

子宫颈癌在出现典型症状和体征后，一般已为浸润癌，诊断多无困难，活组织病理检查可确诊。但早期子宫颈癌及癌前病变往往无症状，体征也不明显，目前国内外均主张使用三阶梯检查法来进行子宫颈病变和子宫颈癌的筛查/检查，从而尽早发现癌前病变和早期癌，同时减少漏诊的发生。

1.症状

（1）无症状：微小浸润癌一般无症状，多在普查中发现。

（2）阴道出血：ⅠB期后，癌肿侵及间质内血管，开始出现阴道出血，最初表现为少量血性白带或性交后、双合诊检查后少量出血，称接触性出血。也可能有经间期或绝经后少量不规则出血。晚期癌灶较大时则表现为多量出血，甚至因较大血管被侵蚀而引起致命大出血。

（3）排液、腐臭味：阴道排液，最初量不多，呈白色或淡黄色，无臭味。随着癌组织破溃和继发感染，阴道可排出大量米汤样、脓性或脓血性液体，常伴有蛋白质腐败样的恶臭味。

（4）疼痛：晚期癌子宫颈旁组织有浸润，常累及闭孔神经、腰骶神经等，可出现严重持续的腰骶部或下肢疼痛。肿瘤压迫髂血管或髂淋巴，可引起回流受阻，出现下肢肿胀疼痛。癌肿压迫输尿管，引起输尿管及肾盂积水，则伴有腰部胀痛不适。

（5）水肿：癌症晚期肿瘤压迫髂淋巴或髂内、髂外动静脉引起血流障碍，发生下肢水肿、外阴水肿、腹壁水肿等。末期营养障碍也可能发生全身水肿。

（6）邻近器官转移。①膀胱：晚期癌侵犯膀胱，可引起尿频、尿痛或血尿。双侧输尿管受压,可出现无尿,排尿异常及尿毒症。癌浸润穿透膀胱壁,可发生膀胱阴道瘘。②直肠:癌肿压迫或侵犯直肠,常有里急后重、便血或排便困难,严重者可发生肠梗阻及直肠阴道瘘。

(7)远处器官转移:晚期子宫颈癌可通过血行转移发生远处器官转移。最常见肺脏、骨骼及肝脏等器官的转移。①肺转移:患者出现咳嗽、血痰、胸痛、背痛、胸腔积液等;②骨骼转移:常见于腰椎、胸椎、耻骨等,有腰背痛及肢体痛发生,病灶侵犯或压迫脊髓,可引起肢体感觉及运动障碍;③肝脏转移:早期可不表现,晚期则出现黄疸、腹水及肝区痛等表现。

2.体征

早期子宫颈癌子宫颈的外观和质地可无异常,或仅见不同程度的糜烂。子宫颈浸润癌外观上可见糜烂、菜花、结节及溃疡,有时子宫颈肿大变硬呈桶状。妇科检查除注意子宫颈情况外,还应注意穹隆及阴道是否被侵犯,子宫是否受累。要注意子宫大小、质地、活动度、宫旁有无肿物及压痛。

3.辅助检查

(1)子宫颈细胞学检查。传统涂片巴氏染色,结果分为5级:Ⅰ级为正常的阴道上皮细胞涂片,不需特殊处理。Ⅱ级为炎症。现多将Ⅱ级再分为Ⅱa和Ⅱb级。Ⅱa级细胞为炎症变化,Ⅱb级细胞有核异质的不典型改变。对Ⅱ级特别是Ⅱb级应先给予抗感染治疗,4~6周后行涂片检查追访。如持续异常,应行阴道镜检查或阴道镜下定位活组织检查。Ⅲ、Ⅳ、Ⅴ级分别为可疑癌、高度可疑癌及癌。对Ⅲ级以上的涂片,应立即重复涂片,并做进一步检查,如阴道镜检查、碘试验、活组织检查等。目前即使是传统涂片,也主张采用 TBS 描述性诊断法进行报告。TBS 描述性诊断法包括:①良性细胞改变。感染:滴虫性阴道炎;真菌形态符合念珠菌属;球杆菌占优势,形态符合阴道变异菌群(阴道嗜血杆菌);杆菌形态符合放线菌属;细胞改变与单纯疱疹病毒有关;其他;反应性改变:与下列因素有关——炎症(包括不典型修复);萎缩性阴道炎;放射治疗;宫内避孕器(IUD);其他;②上皮细胞改变。鳞状上皮细胞:无明确诊断意义的非典型鳞状细胞(ASCUS);低度鳞状上皮内病变(LSIL):HPV 感染、CIN Ⅰ;高度鳞状上皮内病变(HSIL):原位癌、CIN Ⅱ、CIN Ⅲ;鳞状上皮细胞癌;腺上皮细胞:宫内膜细胞(良性,绝经后)、无明确诊断意义的非典型腺上皮(AGUS)、子宫颈腺癌、宫内膜腺癌、宫外腺癌、腺癌;其他恶性新生物。

(2)碘试验:席勒(Schiller)或卢戈(Lugol)试验。将 2% 的溶液涂在子宫颈和阴道壁上,观察其染色。正常子宫颈鳞状上皮含糖原,与碘结合后呈深赤褐色或深棕色。子宫颈炎或子宫颈癌的鳞状上皮及不成熟的化生上皮不含或缺乏糖原而不着色,碘试验主要用于子宫颈细胞学检查可疑癌又无阴道镜的条件下时识别子宫颈病变的危险区,确定活检的部位,了解阴道有无癌浸润。

(3)阴道镜检查:是一种简便有效的了解子宫颈及阴道有无病变的方法。当子宫颈防癌涂片可疑或阳性,而肉眼不能见到子宫颈上皮及毛细血管异常,通过阴道镜的放大作用则可明确其形态变化,可根据形态异常部位活组织检查,以提高活检的准确率,常作为子宫颈细胞学检查异常,组织病理学检查时确定活检部位的检查方法。并可定期追踪观察 CIN 治疗后的变化。但阴道镜无法观察子宫颈管内疾病。

(4)人乳头瘤病毒(HPV)检测:鉴于人乳头瘤病毒感染与子宫颈癌的直接关系,近年来常用检测子宫颈细胞内 HPV-DNA,对细胞学 ASG-US 以上的人群进行分流,对子宫颈癌进行辅助诊断。子宫颈涂片检查呈阴性或可疑者,如HPV-DNA 阳性,重新复查涂片或再次取材可降低子宫颈涂片的假阴性率。因为细胞学对残留病变的敏感性为 70%,HPV 为 90%。但 HPV 阴性者意义更大。同时 HPV 的分型检测对于临床上追踪 HPV 的持续感染、CIN 及子宫颈癌的治疗后追踪评价、疫苗注射前的感染与否的知晓均有意义。

(5)子宫颈和颈管活组织检查及子宫颈管内膜刮取术:是确诊 CIN 和子宫颈癌最可靠和不可缺少的方法。一般无阴道镜时应在子宫颈鳞-柱交界部的 3,6,9,12 点四处取活检;有阴道镜时可在碘试验不着色区、醋白试验明显异常区,上皮及血管异常区或肉眼观察的可疑癌变部位取多处组织,各块组织分瓶标清楚位置送病理检查。除行子宫颈活组织检查外,怀疑腺癌时还应用刮匙行子宫颈管搔刮术,特别是子宫颈刮片细胞学检查为Ⅲ级或Ⅲ级以上而子宫颈活检为阴性时,以确定颈管内有无肿瘤或子宫颈癌是否已侵犯颈管尤为重要。

(6)子宫颈锥形切除术:在广泛应用阴道镜以前,绝大部分阴道涂片检查呈异常的患者,都行子宫颈锥切术作为辅助诊断的方法,以排除子宫颈浸润癌。目前阴道镜下多点活检结合颈管诊刮术已代替了许多锥切术。但在下列情况下应用锥切:①子宫颈细胞学检查多次为阳性,而子宫颈活检及颈管内膜刮取术为阴性时;②细胞学检查与阴道镜检查或颈管内膜刮取术结果不符;③活检诊断为子宫颈原位癌或微灶型浸润癌,但不能完全除外浸润癌;④级别高的 CIN 病变超出阴道镜检查的范围,延伸到颈管内;⑤临床怀疑早期腺癌,细胞学检查阴性,阴道镜检查未发现明显异常时。做子宫颈锥切时应注意:手术前要避免做过多的阴道和子宫颈准备,以免破坏子宫颈上皮;尽量用冷刀不用电刀,锥切范围高度在癌灶外0.5 cm,锥高延伸至颈管 2～2.5 cm 应包括阴道镜下确定的异常部位、颈管的异常上皮。怀疑鳞癌时,重点为子宫颈外口的鳞柱状细胞交界处及阴道镜检查的异常范围;怀疑为腺癌时,子宫颈管应切达子宫颈管内口处。

(7)子宫颈环形电切术(LEEP)及移形带大的环状切除术(LLETZ):为一种新的较为成熟的 CIN 及早期浸润癌的诊断及治疗方法。常用于:①不满意的阴道镜检查;②颈管内膜切除术阳性;③细胞学和颈管活检不一致;④子宫颈的高等级病变(CINⅡ～Ⅲ)。此种方法具有一定的热损伤作用,应切除范围在病灶外0.5～1.0 cm,方不影响早期浸润癌的诊断。

(8)其他:当子宫颈癌诊断确定后,根据具体情况,可进行肺摄片、B 型超声检查、膀胱镜、直肠镜检查及静脉肾盂造影等检查,以确定子宫颈癌的临床分期。视情况可行 MRI、CT、PET-CT、骨扫描等检查。

(六)鉴别诊断

1.子宫颈良性病变

子宫颈糜烂和子宫颈息肉、子宫颈子宫内膜异位症。可出现接触性出血和白带增多,外观有时与子宫颈癌难以鉴别,应做子宫颈涂片或取活体组织进行病理检查。

2.子宫颈良性肿瘤

子宫黏膜下肌瘤、子宫颈管肌瘤、子宫颈乳头瘤等。表面如有感染坏死,有时可误诊为子宫颈癌。但肌瘤多为球形,来自颈管或宫腔,常有蒂,质硬,且可见正常的子宫颈包绕肌瘤、或肌瘤的蒂部。

3.子宫颈恶性肿瘤

原发性恶性黑色素瘤、肉瘤及淋巴瘤、转移性癌。

(七)治疗

子宫颈癌的治疗方法主要是放射及手术治疗或两者联合应用。近年来随着抗癌药物的发展,化疗已成为常用的辅助治疗方法,尤其在晚期癌及转移癌患者。其他还有免疫治疗、中医中药治疗等。

对患者选择放疗还是手术,应根据子宫颈癌的临床分期、病理类型、患者年龄、全身健康状况、患者意愿以及治疗单位的设备条件和技术水平等而定。一般早期鳞癌如Ⅰ～ⅡA 期,多采用手术治疗,Ⅱb 期以上多用放疗。早期病例放疗与手术治疗的效果几乎相同。手术治疗的优点是早期病例一次手术就能完全清除病灶,治疗期短,对年轻患者既可保留正常卵巢功能又可保留正常性交能力。其缺点是手术范围大,创伤多,术时、术后可能发生严重并发症。放射治疗的优点是适合于各期患者,缺点是病灶旁可造成正常组织的永久性损伤以及发生继发性肿瘤。

1.放射治疗

放射治疗是治疗子宫颈癌的主要方法,适用于各期。早期病例以腔内放疗为主,体外照射为辅;晚期病例以体外照射为主,腔内放疗为辅。腔内照射的目的是控制局部病灶。体外照射则用于治疗盆腔淋巴结及子宫颈旁组织等转移灶。腔内照射的放射源主要有^{60}钴、^{137}铯、^{192}铱。现已采用后装技术,既保证放射位置准确,又可减轻直肠、膀胱的反应,提高治疗效果,同时也解决了医务人员的防护问题。体外照射目前已用直线加速器、高 LET 射线、快中子、质子、负 π 介子等射线。低剂量率照射时 A 点(相当于输尿管和子宫动脉在子宫颈内口水平交叉处)给 70~80 Gy/10 d。高剂量率在早期患者 A 点给 50 Gy/5 w(宫腔 25 Gy,穹隆25 Gy)。晚期患者 A 点给 40 Gy/4 w(宫腔 17.5 Gy,穹隆 22.5 Gy)。体外照射,早期患者给予两侧骨盆中部剂量为 40~45 Gy,晚期患者全盆腔照射 30 Gy 左右,以后小野照射至骨盆中部剂量达50~55 Gy。

(1)选择放射治疗应考虑的因素:①既往有剖腹手术史、腹膜炎、附件炎史,可能有肠管粘连、肠管与腹膜的粘连及肠管与附件的粘连;进行大剂量的放疗时易损伤膀胱及肠管;②阴道狭窄者行腔内治疗时,直肠及膀胱的受量增大;③内脏下垂者,下垂的内脏有被照射的危险;④放射耐受不良的患者,能手术时尽量手术治疗;⑤残端癌患者子宫颈变短,膀胱和直肠与子宫颈部接近,有与膀胱、直肠粘连的可能,使邻近器官受量大,且由于既往的手术改变了子宫颈部的血流分布,使放射敏感性降低。

(2)放射治疗的时机。①术前照射:在手术前进行的放射治疗为术前照射。术前照射的目的为:使手术困难的肿瘤缩小,以利手术;如Ⅰb2 期肿瘤;减少肿瘤细胞的活性,防止手术中挤压造成游离的肿瘤细胞发生转移;手术野残存的微小病灶放疗后灭活,可防止术后复发。术前照射一般取放射剂量的半量,术前照射一般不良反应较大,常造成术中困难、术后创伤组织复原困难。②术中照射:即在开腹手术中,术中对准病灶部位进行放射。这是近些年来出现的一种新的、较为理想的治疗方式。③术后照射:对术后疑有癌残存及淋巴清扫不彻底者应进行术后补充治疗。术后照射的适应证:盆腔淋巴结阳性者;宫旁有浸润、切缘有病灶者;子宫颈原发病灶大或有脉管癌栓者;阴道切除不足者。术后照射的原则:为体外照射。应根据术者术中的情况进行全盆腔或中央挡铅进行盆腔四野照射,总的肿瘤剂量可达 45~50 Gy。

（3）放射治疗后并发症。①丧失内分泌功能：完全采用放射治疗，使卵巢功能丧失。造成性功能减退、性欲下降。若手术后保留卵巢者，则应游离悬吊双卵巢，并放置标志物，使体外照射治疗时可保留双卵巢功能。②放射性炎症使器官功能受损，包括阴道狭窄及闭锁：放射治疗后阴道上端及阴道旁组织弹性发生变化，黏膜变薄、充血、干燥、易裂伤，甚至上段粘连发生闭锁；放射性膀胱炎：治疗期间可发生较严重的急性膀胱炎，出现尿频、尿急、尿痛、血尿等表现；远期可出现慢性膀胱炎的表现；放射性肠炎：可表现为腹痛、顽固性腹泻、营养不良等表现；骨髓抑制：放射性治疗可造成骨髓抑制，白细胞降低、贫血及出血倾向。③放射治疗后可引发远期癌症：如卵巢癌、结肠癌、膀胱癌及白血病。

2.手术治疗

（1）手术适应证：手术治疗是早期子宫颈浸润癌的主要治疗方法之一。其适应证原则上限于Ⅰ期及ⅡB期以下的病例，特别情况应当另行考虑。患者年轻、卵巢无病变、为鳞状细胞癌，可以保留卵巢。

（2）禁忌证：患者体质不良，过于瘦弱，过于肥胖，对极度肥胖的患者选择手术时应慎重；伴有严重心、肺、肝、肾等内科疾病不能耐受手术者，不宜行手术治疗；对70岁以上有明显内科并发症的高龄患者尽量采用放射治疗。

（3）不同期别的手术范围。①ⅠA1期：行扩大筋膜外全子宫切除术。本手术按一般筋膜外全子宫切除术进行。阴道壁需切除0.5～1.0 cm。②ⅠA2期：行次广泛全子宫切除术。本术式需切除的范围为全子宫切除合并切除宫旁组织1.5～2 cm，宫骶韧带2.0 cm，阴道壁需切除1.5～2.0 cm。手术时必须游离输尿管内侧，将其推向外侧。游离输尿管时必须保留其营养血管。同时应行盆腔淋巴结切除术。③ⅠB～ⅡA期：行广泛性全子宫切除术及盆腔淋巴结清扫术。对于年轻、鳞癌患者应考虑保留附件。切除子宫时必须打开膀胱侧窝、隧道及直肠侧窝，游离输尿管，并将子宫的前后及两侧韧带及结缔组织分离和切断，主韧带周围的脂肪组织亦需切除。切除主韧带的多少可以根据病灶浸润范围决定，至少要在癌灶边缘以外2.5 cm以上，一般切除的宫旁组织及主韧带应在3.0 cm以上，有时甚至沿盆壁切除之。阴道上段有侵犯时，应切除病灶达外缘1.0 cm以上。需清除的盆腔淋巴结为髂总、髂内、髂外、腹股沟深、闭孔及子宫旁等淋巴结，必要时需清除腹主动脉旁、骶前等淋巴结。

此外，有人主张对ⅡB期及部分ⅢB期病例行子宫根治术，即将主韧带从其盆壁附着的根部切除；对ⅣA期年轻、全身一般情况好的病例行盆腔脏器切除术。但这些手术范围广，创伤大，手术后并发症多，即使有条件的大医院也需慎重考虑。

(4)手术后常见并发症及其防治。

膀胱功能障碍:子宫颈癌行广泛性全子宫切除术由于术中必须游离输尿管、分离下推膀胱,处理子宫各韧带,切除组织较多,常易损伤支配膀胱的副交感神经,引起术后膀胱逼尿肌功能减弱,影响膀胱功能,导致排尿困难、尿潴留、尿路感染。为减少此并发症,术中处理宫骶韧带及主韧带时应尽量保留盆腔神经丛及其分支;分离膀胱侧窝及直肠时尽量减少神经纤维的损伤,保留膀胱上、下动脉及神经节;手术操作要轻柔,止血细致。术后认真护理,防止继发感染。常规保留尿管 14 天,后 2 天尿管要定时开放,做膀胱操,每 2~3 小时开放半小时,促进膀胱舒缩功能的恢复。拔除尿管后,做好患者思想工作,消除其顾虑和紧张情绪,让患者试行排尿。如能自解,需测残余尿,以了解排尿功能。如残余尿<100 mL,则认为膀胱功能已基本恢复,不必再保留尿管;如剩余尿>120 mL,则需继续保留尿管,并可做下腹热敷、耻上封闭、针灸、超声、理疗等促进膀胱功能恢复。同时应注意外阴清洁,给抗生素预防感染。

输尿管瘘:术中游离输尿管时,易损伤输尿管鞘或影响其局部血循环,加之术后继发感染、粘连、排尿不畅等,可使输尿管壁局部损伤处或血供障碍处发生坏死、脱落,形成输尿管瘘。输尿管瘘最常发生于术后 1~3 周。为防止输尿管瘘的形成,应提高手术技巧,术中尽量保留输尿管的外鞘及营养血管,术后预防盆腔感染。如术中发现输尿管损伤,应立即进行修补,多能愈合。术后发生输尿管瘘,可在膀胱镜下试行瘘侧插入输尿管导管,一般保留 2~3 周可自愈。若导管通不过修补口,则需行肾盂造瘘,之后行吻合术,修补性手术应在损伤发现后3~6 个月进行。

盆腔淋巴囊肿:行盆腔淋巴结清扫术后,腹膜后留有无效腔,回流的淋巴液滞留在腹膜后形成囊肿,即盆腔淋巴囊肿。常于术后 1 周左右在下腹部腹股沟上方或其下方单侧或双侧触及卵圆形囊肿,可有轻压痛。一般可在 1~2 个月内自行吸收。也可用大黄、芒硝局敷或热敷可消肿,促进淋巴液吸收。如囊肿较大有压迫症状或继发感染,应用广谱抗生素,或行腹膜外切开引流术。

盆腔感染:因手术范围大,时间长,剥离创面多,渗血、渗出液聚积等,易发生盆腔感染。若抗生素应用无效,且有脓肿形成,宜切开引流。术中若在双侧闭孔窝部位放置橡皮条经阴道断端向阴道外引流,可减少盆腔感染的发生。

3.手术前后放射治疗

对Ⅰb2 期菜花型、年轻Ⅱb 期患者,最好在术前先给半量放射治疗,以缩小局部肿瘤,使手术易于进行,减低肿瘤的活力,避免手术时的扩散,减少局部复发的机会。放疗结束后应在4~6周内手术。术后放疗适用于术中发现有盆腔淋巴结有癌转移、宫旁组织癌转移、手术切缘有癌细胞残留者,以提高术后疗效。

4.化学治疗

手术及放射治疗对于早期子宫颈癌的疗效均佳,但是对中晚期、低分化病例的疗效均不理想。近30年来随着抗癌药物的不断问世,使晚期病例在多药联合治疗、不同途径给药等综合治疗下生存期有所延长。作为肿瘤综合治疗的一种手段,化学治疗本身具有一定疗效;同时对于放疗有一定的增敏作用。子宫颈癌的化疗主要用于下述三个方面:①对复发、转移癌的姑息治疗;②对局部巨大肿瘤患者术前或放疗前的辅助治疗;③对早期但有不良预后因素患者的术后或放疗中的辅助治疗。

化疗与手术或放疗并用,综合治疗的意义在于:杀灭术野或照射野以外的癌灶;杀灭术野内的残存病灶或照射野内的放射线抵抗性癌灶;使不能手术的大癌灶缩小,提高手术切除率;增加放射敏感性。

(1)常用单一化学治疗用药:顺铂(DDP)、博莱霉素(BLM)、异环磷酰胺(IFO)、氟尿嘧啶(5-FU)、环磷酰胺(CTX)、阿霉素(ADM)、甲氨蝶呤(MTX)等效果较好。如顺铂$20\sim50$ mg/m^2,静脉滴注,每3周为一周期;其单药反应率在$6\%\sim25\%$之间。

(2)联合静脉全身化疗常用的方案有:①博莱霉素10 mg/m^2,肌内注射,每周1次,每3周重复;②长春新碱1.5 mg/m^2,静脉滴注,第1天,每10天重复。顺铂$50\sim60$ mg/m^2,静脉滴注,第1天,4周内完成3次;③异环磷酰胺5 g/m^{2}静脉滴注。卡铂300 mg/m^2(AUC=4.5)静脉滴注,每4周重复;④顺铂60 mg/m^2,静脉滴注,第1天。长春瑞滨25 mg/m^{2}静脉滴注,第1天,每3周重复。博莱霉素15 mg,静脉滴注,第1,8,15天。

(3)动脉插管化疗:采用区域性动脉插管灌注化疗药物,可以提高肿瘤内部的药物浓度,使肿瘤缩小,增加手术机会;在控制盆腔肿瘤的同时又可减少对免疫系统的影响,因而可以提高疗效。所使用的药物与全身化疗所使用的药物相同,但可根据所具有的条件采用不同的途径给药,如髂内动脉插管、腹壁下动脉插管、子宫动脉插管等,在插管化疗的同时还可加用暂时性动脉栓塞来延长药物的作用时间。常采用的化疗方案为:①顺铂70 mg/m^2,博莱霉素15 mg,长春瑞滨25 mg/m^2。3~4周重复。动脉注射,1次推注;②顺铂70 mg/m^2,吡柔比星40 mg/m^2,长春瑞滨25 mg/m^2。3~4周重复。动脉注射,1次推注;③顺铂

70 mg/m²，阿霉素 25～50 mg/m²，环磷酰胺 600 mg/m²。3～4 周重复，动脉注射，1 次推注。静脉注射，分 2 次入小壶

(八)预后

子宫颈癌的预后与临床期别、有无淋巴结转移、肿瘤分级等的关系最密切。临床期别高、组织细胞分化差、淋巴结阳性为危险因素。据 FIGO 资料，子宫颈癌的 5 年存活率Ⅰ期为 85％，Ⅱ期为 60％，Ⅲ期为 30％，Ⅳ期为 10％。国内中国医科院肿瘤医院放射治疗的 5 年生存率：Ⅰ期 95.6％，Ⅱ期 82.7％，Ⅲ期 26.6％；手术治疗的 5 年生存率：Ⅰ期 95.6％，Ⅱ期 68.7％。子宫颈癌的主要死亡原因是肿瘤压迫双侧输尿管造成的尿毒症，肿瘤侵蚀血管引起的大出血以及感染、恶病质等。

二、子宫颈腺癌

子宫颈腺癌较子宫颈鳞癌少见，约占子宫颈浸润癌的 5％～15％。近年来发病率有上升趋势。发病平均年龄为 54 岁，略高于子宫颈鳞状细胞癌。但 20 岁以下妇女的子宫颈癌以腺癌居多。子宫颈腺癌的发病原因仍不清楚，但一般认为与子宫颈鳞癌病因不同。腺癌的发生与性生活及分娩无关，而可能与性激素失衡，服用外源性雌激素及 HPV18 型感染及其他病毒的感染有关。

(一)病理特点

1.子宫颈腺癌大体形态

在早期微浸润癌时，子宫颈表面可光滑或呈糜烂、息肉、乳头状。当子宫颈浸润到颈管壁、病灶大到一定程度时，颈管扩大使整个子宫颈呈现为"桶状宫颈"，子宫颈表面光滑或轻度糜烂，但整个子宫颈质硬。外生型者可呈息肉状、结节状、乳头状、菜花状等。

2.子宫颈腺癌组织学类型

目前尚无统一的病理学分类标准。但以子宫颈管内膜腺癌最常见。其组织形态多种多样，常见者为腺性，其次为黏液性。高度分化的腺癌有时与腺瘤样增生很难区别，而分化不良的腺癌有时则极似分化很差的鳞状细胞癌。腺癌中含有鳞状化生的良性上皮，称为腺棘皮癌。如鳞状上皮有重度间变，称为腺鳞癌。黏液性腺癌的特征是产生黏液，根据细胞的分化程度分为高、中、低分化。子宫颈腺癌中还有几种特殊组织起源的腺癌，如子宫颈透明细胞癌（起源于残留的副中肾管上皮）、子宫颈中肾癌（起源于残留的中肾管）、浆液乳头状腺癌、未分化腺癌、微偏腺癌（黏液性腺癌中的一种）等。

（二）转移途径及临床分期

同子宫颈鳞癌。

（三）诊断及鉴别诊断

症状与子宫颈鳞癌大致相同。可有异常阴道流血包括接触性出血、白带内带血、不规则阴道流血或绝经后阴道出血。但子宫颈腺癌患者的白带有其特点，一般为水样或黏液样，色白，量大、无臭味。患者常主诉大量黏液性白带，少数呈黄水样脓液，往往一天要换数次内裤或卫生垫。查体子宫颈局部可光滑或呈糜烂、息肉状生长。部分子宫颈内生性生长呈有特色的质硬的桶状子宫颈。根据症状及体征还需做以下检查，阴道细胞学涂片检查假阴性率高，阳性率较低，易漏诊。因此，阴道细胞学涂片检查只能用于初筛，如症状与涂片结果不符，需进一步检查。如细胞学检查腺癌细胞为阳性，还应行分段诊刮术，以明确腺癌是来自子宫内膜还是来自子宫颈管。子宫颈腺癌的确诊必须依靠病理检查。活检对Ⅰa期的诊断比较困难，因为活检所取的组织仅为小块组织，难以肯定浸润的深度，要诊断腺癌是否属于Ⅰa期，有人建议行子宫颈锥形切除术。

（四）治疗

子宫颈腺癌对放疗不甚敏感。其治疗原则是：只要患者能耐受手术，病灶估计尚能切除，早中期患者应尽量争取手术治疗。晚期病例手术困难或估计难以切除干净者，在术前或术后加用动脉插管化疗、全身化疗或放疗可能有助于提高疗效。

1.Ⅰ期

行广泛性全子宫切除＋双附件切除术及双侧盆腔淋巴结清扫术。

2.Ⅱ期

能手术者行广泛性全子宫切除＋双附件切除术及双侧盆腔淋巴结清扫术，根据情况决定术前或术后加用放、化疗。病灶大者可于术前放疗，待病灶缩小后再手术。如病灶较小，估计手术能切除者，可先手术，根据病理结果再决定是否加用放疗。

3.Ⅲ期及Ⅳ期

宜用放疗为主的综合治疗。若病变仅侵犯膀胱黏膜或直肠黏膜，腹主动脉旁淋巴结病理检查为阴性者，可考虑行全、前或后盆腔除脏术。

三、子宫颈复发癌

子宫颈复发癌是指子宫颈癌经根治性手术治疗后1年，放疗后超过半年又出现癌灶。据报道,子宫颈晚期浸润癌治疗后,约有 35％将来会复发,其中 50％复发癌发生于治疗后第一年内,70％以上发生于治疗后 3 年内。10 年后复发的机会较少。如治疗 10 年后复发,则称为子宫颈晚期复发癌。复发可分为手术后复发及放疗后复发。复发部位以盆腔为主,约占 60％～70％。远处复发相对较少,占 30％～40％,其中以锁骨上淋巴结、肺、骨、肝多见。

(一)诊断

1.症状

随复发部位不同而异。早期或部分患者可无症状。

(1)中心性复发:即子宫颈、阴道或宫体的复发,常见于放疗后复发。最常见的症状有白带增多(水样或有恶臭)和阴道出血。

(2)宫旁复发:即盆壁组织的复发。下腹痛、腰痛及骶髂部疼痛、下肢痛伴水肿、排尿排便困难为宫旁复发的常见症状。

(3)远处复发及转移:咳嗽、咯血、胸背疼痛或其他局部疼痛为肺转移或其他部位转移的症状。

(4)晚期恶病质患者可出现食欲减退、消瘦、贫血等全身消耗表现。

2.体征

阴道和/或子宫颈复发,窥视阴道可见易出血的癌灶。盆腔内复发可发现低位盆腔内有肿块或片状增厚。但需注意,宫颈局部结节感、溃疡坏死及盆腔内片状增厚疑有复发时,应与放射线引起的组织反应相鉴别。全身检查应注意有无可疑病灶及浅表淋巴结肿大,尤其是左锁骨上淋巴结有无转移。

3.辅助检查

(1)细胞学和阴道镜检查:对中心性复发的早期诊断有帮助。但放疗后局部变化,尤其阴道上端闭锁者常影响检查的可靠性,需有经验者进行检查以提高准确率。

(2)病理检查:诊断复发必须依靠病理。对可疑部位行多点活检、颈管刮术或分段诊刮取子宫内膜,必要时行穿刺活检等。

(3)其他辅助检查:胸部或其他部位的 X 线检查,盆腹腔彩色 B 超、CT、磁共振成像、PET-CT 等,同位素肾图及静脉肾盂造影等检查对诊断盆腔内复发和盆腔外器官转移可提供一定的参考价值和依据。

(二)治疗

子宫颈复发癌的治疗,主要依据首次治疗的方法、复发部位以及肿瘤情况等因素而分别采取以下治疗。

1.放射治疗

凡手术后阴道残端复发者,可采用阴道腔内后装放射治疗。如阴道残端癌灶较大,累及盆壁,应加盆腔野的体外放射治疗。

2.手术治疗

放疗后阴道、子宫颈部位复发者,可予手术治疗,但在放疗区域内手术难度大,并发症多,需严格选择患者。

3.综合治疗

对较大的盆腔复发灶,可先行盆腔动脉内灌注抗癌化疗药物,待肿块缩小后再行放疗。放疗后的盆腔内复发灶,能手术切除者应先切除,术后给予盆腔动脉插管化疗;不能手术者,可行动脉插管化疗和/或应用高能放射源中子束进行放疗。对肺、肝的单发癌灶,能切除者考虑先行切除,术后加全身或局部化疗。不能手术者、锁骨上淋巴结转移或多灶性者,可化疗与放疗配合应用。化疗对复发癌也有一定疗效。化疗方案见子宫颈鳞状细胞癌的化疗。

四、子宫颈残端癌

子宫次全切除术后,残留的子宫颈以后又发生癌称为子宫颈残端癌,可分为真性残端癌和隐性残端癌。前者为次全子宫切除术后发生,后者为次全子宫切除时癌已存在,而临床上漏诊,未能发现。随着次全子宫切除术的减少,子宫颈残端癌的发生已非常少见,国内报道仅占子宫颈癌的 1%以下。

(一)治疗

与一般子宫颈癌一样,应根据不同期别决定治疗方案。但由于次全子宫切除术后残留的子宫颈管较短,腔内放疗受很大限制,宫旁及盆腔组织的照射剂量较一般腔内放疗量减少,需通过外照射做部分补充。Ⅰ期及ⅡA期子宫颈残端癌仍可行手术治疗,但是由于前次手术后盆腔结构有变化,手术有一定难度,极易出现输尿管及肠管的损伤。不能手术者可行放射治疗。

(二)预防

因妇科疾病需行子宫切除术前,应了解子宫颈情况,常规做子宫颈刮片细胞学检查,必要时做阴道镜检查及子宫颈活检,以排除癌变。除年轻患者外,尽量行全子宫切除术而不做次全子宫切除术。即使保留子宫颈,也应去除颈管内膜及子宫颈的移行带区。

第二节　子宫内膜癌

子宫内膜癌是女性生殖道常见的妇科恶性肿瘤之一,由于发病在宫体部,也称子宫体癌。其发病率仅次于子宫颈癌,约占女性生殖道恶性肿瘤的20%～30%。占女性全身恶性肿瘤的7%,死亡率为1.6/10万。在我国子宫内膜癌也呈现上升状态。值得注意的是在卫健委公布的《2008年中国卫生统计提要》中,对2004－2005年中国恶性肿瘤死亡抽样回顾调查显示,位于前十位恶性肿瘤死亡率中,子宫恶性肿瘤死亡率为4.32/10万,已超过子宫颈癌位居女性恶性肿瘤死亡率的第七位,子宫颈癌为2.84/10万,位于第九位。

子宫内膜癌好发年龄50～60岁,平均60岁左右,较子宫颈癌晚,多见于围绝经期或绝经后老年妇女,60%以上发生在绝经后妇女,约30%发生在绝经前。子宫内膜癌的年龄分布:绝经后50～59岁妇女最多;60%绝经后,30%绝经前;高发年龄58岁,中间年龄61岁;40岁以下患者仅占2%～5%;25岁以下患者极少。近年来,有年轻化趋势,在发达国家,40岁以下患者由2/10万增长为40～50/10万。

一、发病机制

发病机制尚不完全明了,一般认为与雌激素有关,主要是由于体内高雌激素状态长期刺激子宫内膜,可引起子宫内膜癌的发生。高雌激素状态有来自内源性和来自外源性两种。内源性雌激素引起的子宫内膜癌患者表现为:多有闭经、多囊卵巢及不排卵,不孕、少孕和晚绝经,常合并肥胖、高血压、糖尿病。外源性雌激素引起的子宫内膜癌患者有雌激素替代史及与乳癌患者服用他莫昔芬史有关。均为子宫内膜腺癌一般分期较早、肿瘤分化好,预后较好。

Armitage(2003)等对子宫内膜癌发病机制的研究表明,无孕激素拮抗的高雌激素长期作用,可增加患子宫内膜癌的风险。1960－1975年,在美国50～54岁的妇女子宫内膜癌增加了91%。发现应用外源性雌激素者将增加4～8倍患内膜癌的危险,若超过7年,则危险性增加14倍。激素替代所致的内膜癌预后较好,这些患者分期早、侵肌浅、分化好,常合并内膜增生,5年生存率为94%。

子宫内膜癌发生的相关因素如下。

(一)未孕、未产、不孕与子宫内膜癌的关系

与未能被孕激素拮抗的雌激素长期刺激有关。受孕少、未产妇比＞5个孩

子的妇女患子宫内膜癌高3倍;年青子宫内膜癌患者中66.45%为未产妇;子宫内膜癌发病时间多在末次妊娠后5~43年(平均23年),提示与原发或继发不孕有关;不孕、无排卵及更年期排卵紊乱者,子宫内膜癌发病率明显高于有正常排卵性月经者。

(二)肥胖

子宫内膜癌肥胖者居多,将近20%患者超过标准体重10%;超标准10%~20%者的宫体癌发病率较体重正常者高3倍,而超出标准体重22.7%则子宫内膜癌高发9倍。肥胖与雌激素代谢有关:雌激素蓄积在多量脂肪内,排泄较慢。绝经后妇女雌激素主要来源为肾上腺分泌的雄烯二酮,在脂肪中的芳香化转换为雌酮,体内雌酮增加可导致子宫内膜癌的发生。脂肪越多转化能力越强,血浆中雌酮越高。

(三)糖尿病

临床发现10%子宫内膜癌患者合并糖尿病;糖尿病患者子宫内膜癌发病率较无糖尿病者高2~3倍。

(四)高血压

50%以上子宫内膜癌患者合并高血压;高血压妇女的子宫内膜癌发病率较正常者高1.7倍。

(五)遗传因素

20%有家族史。近亲家族史三代内患者中,子宫颈癌占15.6%,子宫内膜癌30%。母亲为子宫内膜癌者占10.7%,故认为子宫内膜癌和遗传因素有关。家族遗传性肿瘤,即遗传性非息肉病性结直肠癌(HNPCC),也称Lynch Ⅱ综合征,与子宫内膜癌的关系密切,受到重视。

(六)癌基因与抑癌基因

分子生物学研究显示癌基因与抑癌基因等与子宫内膜癌的发生、发展、转移有关,其中抑癌基因主要有PTEN和P53。PTEN是一种具有激素调节作用的肿瘤抑制蛋白,在子宫内膜样腺癌中,雌激素受体(ER)及孕激素受体(PR)多为阳性,30%~50%的病例出现PTEN基因的突变,极少病例出现P53突变。而在子宫浆液性腺癌中ER、PR多为阴性,P53呈强阳性表达。

二、分型

子宫内膜癌分为雌激素依赖型(Ⅰ型)或相关型,和雌激素非依赖型(Ⅱ型)或非相关型,这两类子宫内膜癌的发病及作用机制尚不甚明确,其生物学行为及预后不同。Bokhman 于 1983 年首次提出将子宫内膜癌分为两型。他发现近 60%～70%的患者与高雌激素状态相关,大多发生于子宫内膜过度增生后,且多为绝经晚(>50 岁),肥胖,以及合并高血糖、高脂血症等内分泌代谢疾病,并提出将其称为Ⅰ型子宫内膜癌;对其余30%～40%的患者称其为Ⅱ型子宫内膜癌,多发生于绝经后女性,其发病与高雌激素无关,无内分泌代谢紊乱,病灶多继发于萎缩性子宫内膜之上。其后更多的研究发现两种类型子宫内膜癌的病理表现及临床表现不同,Ⅰ型子宫内膜癌组织类型为子宫内膜腺癌,多为浅肌层浸润,细胞呈高、中分化,很少累及脉管;对孕激素治疗反应好,预后好。Ⅱ型子宫内膜癌,多为深肌层浸润,细胞分化差,对孕激素无反应,预后差。

由于Ⅱ型子宫内膜癌主要是浆液性乳头状腺癌,少部分透明细胞癌,易复发和转移,预后差,近年来越来越多地引起了人们的关注。实际早在 1947 年 Novak 就报道了具有乳头状结构的子宫内膜癌,但直到1982 年才由 Hendrickson 等才将其正式命名为子宫乳头状浆液性腺癌(uterine papillary serous carcinoma,UPSC),并制订了细胞病理学诊断标准。1995 年 King 等报道在 73%子宫内膜癌患者中检测到P53 基因的过度表达,而且 P53 过度表达者的生存率明显低于无 P53 过度表达的患者。Kovalev 等也报道 UPSC 中有 78%呈 P53 基因的过度表达,而且其中有 53%可检测到 P53 基因的突变,而在高分化子宫内膜腺癌中其表达仅为10%～20%。Sherman 等提出子宫内膜癌起源的两种假说。认为在雌激素长期作用下可导致子宫内膜腺癌通过慢性通道发生,而在 P53 作用下则可能为快速通路,导致 UPSC 的发生。P53 基因被认为与 UPSC 的发生和发展有很大的关系。

对两种类型子宫内膜癌诊断比较困难,主要依靠组织病理学的诊断。Ambros 等在 1995 年提出内膜上皮内癌(endometrial intraepithelial carcinoma,EIC)的概念,认为 EIC 多发生在内膜息肉内,特征为子宫表面上皮和/或腺体被相似于浆液性癌的恶性细胞所替代,间质无侵袭。在细胞学和免疫组织化学上与 UPSC 具有同样的形态学和免疫组织化学特征,表现为细胞分化差和 P53 强阳性,被认为是 UPSC 的原位癌。这一概念的提出有利于对 UPSC 进行早期诊断和早期治疗。

三、病理特点

(一)大体表现

可发生在子宫内膜各部位,不同组织类型的癌肉眼无明显区别,侵及肌层时子宫体积增大,浸润肌层癌组织境界清楚,呈坚实灰白色结节状肿块。子宫内膜癌呈两种方式生长。

1.弥散型

肿瘤累及整个宫腔内膜,可呈息肉菜花状,表面有坏死、溃疡,可有肌层浸润,组织呈灰白色、质脆、豆渣样。

2.局限型

肿瘤局限于宫腔某处,多见子宫腔底部或盆底部。累及内膜面不大,组织呈息肉样或表面粗糙呈颗粒状,易肌层浸润。

(二)镜下表现

腺体增生、排列紊乱,腺体侵犯间质,出现腺体共壁。分化好的肿瘤可见腺体结构明显;分化差的肿瘤腺体结构减少,细胞呈巢状、管状或索状排列。腺上皮细胞大小不等,排列紊乱,极性消失,核呈异型性,核大、深染。

(三)病理组织类型

在国际妇科病理协会(ISGP)1987 年提出子宫内膜癌的分类基础上,现采用国际妇产科联盟(FIGO,2009 年)修订的临床病理分期。最常见的是子宫内膜样腺癌,占 80%～90%,其中包括子宫内膜腺癌伴有鳞状上皮分化的亚型:浆液性癌、透明细胞腺癌、黏液性癌、小细胞癌、未分化癌等。其中浆液性腺癌是常见恶性度高的肿瘤。

关于子宫内膜腺癌伴有鳞状上皮分化的亚型,以往作为鳞状上皮化生,并分为腺棘癌和鳞腺癌,认为鳞腺癌较腺棘癌恶性度更高。但研究发现:子宫内膜样癌的预后主要与肿瘤中腺体成分的分化程度有关,而与是否伴有鳞状上皮分化,及鳞状分化的好坏关系不大,因此该区分已没有意义。现已不再分为腺棘癌和鳞腺癌,而将两者均包括在子宫内膜腺癌伴有鳞状上皮分化亚型内。

浆液性乳头状腺癌、透明细胞癌恶性度高,鳞癌、未分化癌罕见,但恶性度高。

四、转移途径

约 75%子宫内膜癌患者为Ⅰ期,余 25%为其他各期。特殊组织类型及低分化癌(G3)易出现转移,转移途径为直接蔓延,淋巴转移,晚期可有血行转移。

(一)直接蔓延

病灶沿子宫内膜蔓延。

(1)子宫上部及宫底部癌→宫角部→输卵管、卵巢→盆腹腔。

（2）子宫下部癌→子宫颈、阴道→盆腔。

（3）癌侵犯肌层→子宫浆膜层→输卵管、卵巢→盆腹腔。

（二）淋巴转移

淋巴转移是子宫内膜癌的主要转移途径。

（1）子宫内膜癌肿瘤生长部位与转移途径的关系：①子宫底部癌→阔韧带上部→骨盆漏斗韧带→腹主动脉旁淋巴结；②子宫角部或前壁上部癌灶→圆韧带→腹股沟淋巴结；③子宫下段累及子宫颈癌灶→宫旁→闭孔→髂内、外→髂总淋巴结；④子宫后壁癌灶→宫骶韧带→直肠淋巴结。

（2）子宫内膜癌的淋巴结转移不像子宫颈癌那样有一定的规律性，而与腹腔冲洗液癌细胞检查是否阳性，癌灶在宫腔内的位置及病变范围的大小，肌层浸润的深度，是否侵犯子宫颈，附件有无转移，癌细胞组织病理学分级有关。①临床 I 期、G1、G2、侵及肌层<1/2 或 G3、癌灶仅限于内膜时，盆腹腔淋巴结转移率0～2%；②临床 I 期、G2、G3 或 G1、侵及肌层>1/2 时，盆腔淋巴结转移率 20%，腹主动脉旁淋巴结转移率 16%；③临床 I 期、II 期盆腔淋巴结转移率 9%～35%，腹主动脉旁淋巴结 6%～14%；④在盆腔淋巴结中，最易受累为髂外淋巴结有 61%～78%转移，其次为髂内、髂总、闭孔和骶前淋巴结。转移中 37%淋巴结直径<2 mm，需经镜下检查确诊。

（三）子宫内膜癌的卵巢转移

转移到卵巢可能有两种途径：经输卵管直接蔓延到卵巢；经淋巴转移到卵巢实质。前者腹腔细胞学检查 100%阳性，可无淋巴转移。后者腹腔细胞学检查 19%阳性，36%淋巴转移。但两者复发率相近，分别为 50%和 52%。

五、临床表现

（1）常与雌激素水平相关疾病并存，无排卵性功血、多囊卵巢综合征、功能性卵巢肿瘤。

（2）易发生在不孕、肥胖、高血压、糖尿病、未婚、不孕、少产、绝经延迟的妇女，这些内膜癌的危险因素称为子宫体癌综合征。

（3）有近亲家族肿瘤史，较子宫颈癌高。

（4）症状与体征：75%均为早期患者，极早期可无症状，病程进展后有以下表现：①阴道流血：为最常见症状。未绝经者经量增多、经期延长，或经间期出血。绝经后者阴道持续性出血或间歇性出血，个别也有闭经后出血。②阴道排液：在阴道流血前有此症状。少数主诉白带增多，晚期合并感染可有脓血性白带伴臭味。③疼痛：因宫腔积液、宫腔积脓可引起下腹痛。腹腔转移时可有腹部胀痛。晚期癌浸润周围组织时可引起相应部位疼痛。④全身症状：腹腔转移时可有腹部包块、腹胀、腹水，晚期可引起贫血、消瘦、恶病质及全身衰竭。⑤子宫增大、变软：早期患者无明显体征；病情进展后触及子宫稍大、稍软；晚期子宫固定，并可在盆腔内触及不规则肿块。

六、诊断及鉴别诊断

（一）诊断

1.病史

高育龄妇女出现不规则阴道出血，尤其绝经后阴道出血，结合上述临床特点，应考虑有患子宫内膜癌的可能。

2.辅助检查

（1）细胞学检查：仅从子宫颈口吸取分泌物涂片细胞学检查阳性率不高，用宫腔吸管或宫腔刷吸取分泌物涂片，可提高阳性率。

（2）诊断性刮宫：是诊断子宫内膜癌最常用的方法，确诊率高。①先用小刮匙环刮颈管。②再用探针探宫腔，然后进宫腔搔刮内膜，操作要小心，以免子宫穿孔。刮出物已足够送病理学检查，即应停止操作。肉眼仔细检查刮出物是否新鲜，如见糟脆组织，应高度可疑癌。③子宫颈管及宫腔刮出物应分别送病理学检查。

（3）影像学检查。①B超检查：超声下子宫内膜增厚，失去线形结构，可见不规则回声增强光团，内膜与肌层边界模糊，伴有出血或溃疡，内部回声不均。彩色多普勒显示内膜血流低阻。通过B超检查，可了解病灶大小、是否侵犯子宫颈，及有无侵犯肌层，有无合并子宫肌瘤。有助于术前诊断更接近手术病理分期。②CT检查可正确诊断肌层浸润的深度以及腹腔脏器及淋巴结转移，腹腔脏器及淋巴结转移。那MRI检查能准确显示病变范围、肌层受侵深度和盆腔淋巴结转移情况。Ⅰ期准确率为88.9%，Ⅱ期为75%，Ⅰ/Ⅱ期为84.6%。③PET：均出现^{18}F-FDG聚集病灶，有利于发现病灶，但对子宫内膜癌术前分期的诊断欠佳。

（4）宫腔镜检查：可在直视下观察病灶大小、生长部位、形态，并取活组织检查。

适应证：有异常出血而诊断性刮宫阴性；了解有无子宫颈管受累；疑为早期子宫内膜癌可在直视下活体组织检查。

在应用宫腔镜对子宫内膜癌进行检查时,是否会因使用膨宫剂时引起内膜癌向腹腔扩散,一直是争论的焦点。不少学者认为不增加子宫内膜癌的转移。Kudela等进行的一项多中心的临床研究。对术前子宫内膜癌两组病例分别进行宫腔镜检查活检与诊断性刮宫操作,于术中观察两组腹腔冲洗液细胞学变化,结果两组术中腹腔冲洗液癌细胞阳性无统计学差异,结论是宫腔镜诊断不增加子宫内膜癌细胞向腹膜腔播散的风险。对术前曾接受宫腔镜检查的子宫内膜癌病例进行随访,认为宫腔镜对子宫内膜癌的预后未产生负面影响。尽管如此,仍应强调宫腔镜适于早期子宫内膜癌的检查,且在使用宫腔镜检查子宫内膜癌时,应注意膨宫压力,最好在 10.7 kPa(80 mmHg)以内。

(5)血清标记物检查:CA125、CA19-9、CEA、CP2 等检测有一定参考价值。在 95% 的特异度下 CA125 的敏感性较低,Ⅰ期内膜癌只有 20.8%,Ⅱ~Ⅳ期敏感性为 32.9%,多种肿瘤标记物联合检测可以提高阳性率。近年来发现人附睾分泌蛋白 4(Human Epididymis Secretory Protein 4,HE4)可作为肿瘤标记物,在卵巢癌和子宫内膜癌的诊断中优于 CA125。在早期和晚期内膜癌中 HE4 优于其他的肿瘤标志物,比 CA125 的敏感性高。如果 HE4 与 CA125 联合使用优于单独使用 CA125,可以提高诊断率。

(二)鉴别诊断

1.功能失调性子宫出血

病史及妇科检查难以鉴别,诊断性刮宫病理学检查可以鉴别。

2.子宫内膜炎合并宫腔积脓

宫腔积脓时患者阴道排出脓液或浆液,出现腹胀,有时发热,检查子宫增大,扩宫可有脓液流出,病理检查无癌细胞。但要警惕与子宫内膜癌并存的可能。

3.子宫黏膜下肌瘤或内膜息肉

诊断性刮宫、B超、宫腔镜检查等可鉴别诊断。

4.子宫颈癌(内生型)

通过妇科检查、巴氏涂片检查、阴道镜下活检、分段刮宫及病理学检查可以鉴别。子宫颈腺癌与子宫内膜癌鉴别较难,前者有时呈桶状子宫颈,宫体相对较小。

5.子宫肉瘤

均表现为阴道出血和子宫增大,分段刮宫有助于诊断。

6.卵巢癌

卵巢内膜样癌与晚期子宫内膜癌不易鉴别。

七、治疗

手术治疗是子宫内膜癌首选治疗方法，根据患者全年龄、有无内科并发症等，以及术前评估的分期，选择适当的手术范围。

（一）手术

手术是首选的治疗方法。通过手术可以了解病变的范围，与预后相关的因素，术后采取的相应治疗。

1.手术范围

（1）Ⅰ期 a、b 及细胞分化好（G1、2）可行筋膜外子宫切除、双附件切除。盆腔淋巴结及腹主动脉旁淋巴结取样送病理学检查。

对于年轻、子宫内膜样腺癌Ⅰ A 期 G1 或Ⅰb 期 G1 的患者可行筋膜外全子宫、单侧附件切除术，保留一侧卵巢。但强调术后需定期严密随访。

随着微创技术的提高，对早期子宫内膜癌可应用腹腔镜进行分期手术。

（2）Ⅰ B 期（侵及肌层≥1/2）、Ⅱ期、细胞分化差（G3），或虽为Ⅰ期，但组织类型为子宫内膜浆液性乳头状腺癌，透明细胞癌，因其恶性程度高，早期即可有淋巴转移及盆腹腔转移，即使癌变局限于子宫内膜，30%～50%患者已有子宫外病变。其手术应与卵巢癌相同，应切除子宫、双侧附件、盆腔及腹主动脉旁淋巴切除，还应切除大网膜及阑尾。

（3）Ⅲ期或Ⅳ期（晚期癌、浆液性乳头状腺癌或子宫外转移）应以缩瘤为目的，行肿瘤细胞减灭术，切除子宫、双附件及盆腔和腹主动脉旁淋巴结、大网膜阑尾外，应尽可能切除癌块，使残留癌小于 2 cm，但需根据个体情况区别对待。

2.术中注意事项

（1）吸取子宫直肠凹陷处腹腔液，或用生理盐水 200 mL 冲洗子宫直肠凹陷、侧腹壁，然后抽取腹腔冲洗液，做细胞学检查找癌细胞。

（2）探查盆腹腔各脏器有无转移，腹膜后淋巴结（盆腔及腹主动脉旁淋巴结）有无增大、质硬。

（3）高位切断结扎卵巢动静脉。

（4）切除子宫后应立即肉眼观察病灶位置、侵犯肌层情况，必要时送快速冰冻病理检查。

（5）子宫内膜癌标本应行雌、孕激素受体检查，有条件还可行 PTEN、P53 等基因蛋白免疫组化检测，进行分子分型。

3.复发癌的手术治疗

如初次治疗为手术治疗,阴道断端复发者可首选手术切除;如初次治疗为放疗、或已行次广泛或广泛性全子宫切除术后的中心性复发者,可经严格选择及充分准备后行盆腔脏器廓清术;如为孤立病灶复发灶者可手术,术后行放、化疗及激素治疗。

(二)放射治疗

1.术前放疗

目的给肿瘤以致死量,减小肿瘤范围或体积,使手术得以顺利进行。

适应证:可疑肿瘤侵犯肌层;Ⅱ期子宫颈转移或Ⅲ期阴道受累者;细胞分化不良于术前行腔内放疗,放疗后再手术。晚期癌患者先行体外照射及腔内照射,大剂量照射后一般需间隔 8~10 周后手术。

2.术后放疗

腹水癌细胞阳性、细胞分化差、侵犯肌层深、有淋巴转移者行术后放疗;组织类型为透明细胞癌、腺鳞癌者需术后放疗。多行体外照射,如有子宫颈或阴道转移则加腔内照射。

3.单纯放疗

主要用于晚期或有严重内科疾病、高龄和无法手术的其他晚期患者。

(三)化疗

由于子宫内膜癌对化疗药物的耐药性,目前主要对晚期、复发者进行化疗,多采用以下方案:

(1)CAP 方案:顺铂(DDP)、阿霉素(ADM)、环磷酰胺(CTX)联合化疗:DDP 50 mg/m²,ADM 500 mg/m²,CTX 500 mg/m²,静脉注射,4 周一次。

(2)CA 方案:CTX 500 mg/m²,ADM 500 mg/m²,静脉注射,4 周一次。

(3)CAF 方案:CTX 500 mg/m²,ADM 500 mg/m²,5-FU 500 mg/m²,静脉注射,4 周一次。

(4)紫杉醇(taxol)、卡铂(carboplatin)联合化疗方案。

(四)抗雌激素治疗

1.孕激素治疗

可直接作用于癌细胞,延缓 DNA、RNA 的修复,从而抑制瘤细胞生长。孕激素治疗后使癌细胞发生逆转改变,分化趋向成熟。目前主要对晚期复发子宫内膜癌进行激素治疗。常用孕激素有以下几种:①醋酸甲羟孕酮,剂量 250~500 mg/d,口服。②醋酸甲地孕酮,剂量 80~160 mg/d,口服。③己酸孕酮,为长效孕激素,剂量 250～500 mg,每周 2 次,肌内注射。

2.抗雌激素治疗

他莫昔芬为非甾体类抗雌激素药物,并有微弱雌激素作用,可与 E_2 竞争雌激素受体占据受体面积,起到抗雌激素作用。可使孕激素受体水平升高。用法:口服 20 mg/d,3～6 个月。对受体阴性者,可与孕激素每周交替使用。

八、预后

子宫内膜癌因生长缓慢,转移晚,症状显著,多早期发现,约 75％为早期患者,预后较好。5 年生存率在 60％～70％。预后与以下因素有关:组织学类型、临床分期、肿瘤分级、肌层浸润深度、盆腔及腹主动脉旁淋巴结有无转移、子宫外转移等。

第三节　卵巢肿瘤

卵巢肿瘤是女性生殖器官最常见肿瘤之一,其中卵巢恶性肿瘤约占 10％,是妇科三大恶性肿瘤之一,其发病率及病死率均列前几位。据国外报道,在女性生殖器官恶性肿瘤中,卵巢恶性肿瘤的发病率占第3位,仅低于宫颈癌及子宫内膜癌;国内资料关于卵巢恶性肿瘤的发病率,除低于宫颈癌及恶性滋养细胞肿瘤外,位居第 3 位,但有的医院统计仅低于宫颈癌而居第 2 位。由于卵巢位于盆腔深部,不易触及,一旦发生肿瘤,临床表现隐匿,不易发现,有症状出现往往已是晚期,所以预后极差。目前虽历经数十年不懈努力,卵巢恶性肿瘤总的 5 年生存率仍然徘徊在 30％左右。

一、病因

(一)遗传因素和家族史

20％～25％卵巢恶性肿瘤患者有家族史。所谓家族聚集性卵巢癌是指一家数代均发病,主要是上皮性卵巢癌。从遗传因素看,除卵巢癌家族聚集外,越来越多的研究证明,卵巢癌患者有癌的高发倾向,与乳腺癌、子宫内膜癌或结肠癌同时或相继出现的家族易发事实,推测是由于遗传学因素引起的家族性免疫缺陷所致。

(二)月经史

初潮年龄在卵巢癌发病危险因素中的作用虽已被广泛研究,但并无一致结果,多数学者认为初潮早者卵巢癌危险度增加。绝经延迟使发生卵巢癌的危险性增加已有相当多的一致性报道。

(三)生殖因素

卵巢癌患者平均妊娠数低,未孕妇女发病率多,说明妊娠可能保护妇女不患此病,因为妊娠期停止排卵,减少了卵巢上皮的损伤。哺乳被证实也有保护作用。并且口服避孕药对上皮性癌的保护作用已经确立。

(四)饮食因素

工业发达国家卵巢癌发病率高,可能与脂肪消耗量有关。一般认为,动物脂肪、蛋白质、总热量摄入与卵巢癌发病率呈正相关,在子宫内膜癌和乳腺癌中同样如此,但研究结果并不完全一致。此外,目前经过大量的流行病研究,病毒感染(如腮腺炎病毒及风疹病毒)、化学制剂(如滑石粉)及离子辐射和卵巢癌关系尚不肯定。

二、病理

卵巢恶性肿瘤的病理类型复杂,其发生肿瘤的类型是全身各脏器最多的。

(一)体腔上皮来源的肿瘤

体腔上皮来源的肿瘤占原发性卵巢肿瘤的50%～70%,发病年龄多在30～60岁,有良性、恶性、交界性之分,其恶性肿瘤占卵巢恶性肿瘤的85%～90%。

(1)浆液性肿瘤。①浆液性囊腺瘤:约占卵巢良性肿瘤的25%,肿瘤多为一侧,可大可小,表面光滑。B超检查常为囊性肿物,单房或多房,内可有乳头。②交界性浆液性囊腺瘤:是指肿瘤上皮细胞有增生活跃及核异型,是一种低度潜在恶性肿瘤,生长慢,转移率低,复发迟。多数为中等大小,双侧。治疗预后好,5年生存率90%以上。③浆液性囊腺癌:为卵巢恶性肿瘤最常见者,占40%～50%,多为双侧,体积较大,半实质性,表面光滑。治疗预后较差,5年生存率仅20%～30%。

(2)黏液性肿瘤。①黏液性囊腺瘤:占卵巢良性肿瘤的20%,多为单侧,表面光滑,体积较大或巨大;②交界性黏液性囊腺瘤:一般较大,单侧或双侧,表面光滑;③黏液性囊腺癌:约占卵巢恶性肿瘤的10%,单侧多见,瘤体较大。治疗预后较好,5年生存率为40%～50%。

(3)卵巢子宫内膜样肿瘤:囊壁酷似正常的子宫内膜腺上皮,肿瘤表面光滑。

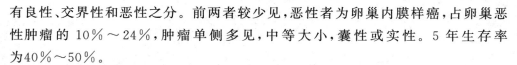

有良性、交界性和恶性之分。前两者较少见,恶性者为卵巢内膜样癌,占卵巢恶性肿瘤的 10％～24％,肿瘤单侧多见,中等大小,囊性或实性。5 年生存率为40％～50％。

(4)透明细胞瘤(中肾样瘤)。

(5)勃勒纳瘤:肿瘤体积常较大,多数直径超过 10 cm 以上,切面呈半囊半实性,囊内有乳头状或息肉样赘生物,质脆易出血、坏死,实性瘤结节质坚韧而光泽者,偶为残存的良性瘤结节,囊内充盈透明或黏液样液体,应多处取材,因偶有良、恶性病变并存,以免遗漏。

(二)性索间质肿瘤

性索间质肿瘤来源于原始性腺中的性索及间质组织,占卵巢恶性肿瘤的 5％～8％。一旦原始性索及间质组织发生肿瘤,仍保留其原来的分化特性。各种细胞均可构成一种肿瘤。

1.颗粒细胞-间质细胞肿瘤

(1)颗粒细胞瘤:为低度恶性肿瘤,发病于任何年龄,高峰发病年龄为 45～55 岁。肿瘤分泌雌激素,故有女性化作用,青春期前患者可有假性性早熟,生育期患者可出现月经紊乱,绝经期患者则有不规则阴道出血。多为单侧,可大可小,圆形或卵圆形,表面光滑。此肿瘤治疗预后好,5 年生存率约 80％。

(2)卵泡膜细胞瘤-纤维瘤:①卵泡膜细胞瘤能分泌雌激素,有女性化作用,常与颗粒细胞瘤合并存在。大多为良性肿瘤,单侧多,大小不一,圆形或卵圆形。②纤维瘤:良性,多见于中年妇女,单侧居多,中等大小,表面光滑或结节状。

2.支持细胞-间质细胞肿瘤(睾丸母细胞瘤)

罕见,多发于 40 岁以下妇女。多为良性,具有男性化作用。少数恶性,5 年生存率 70％～90％。

(三)生殖细胞肿瘤

生殖细胞肿瘤发病率仅次于上皮性肿瘤,好发于儿童及青少年,青春期占 60％～90％。

1.无性细胞瘤

中等恶性的实性肿瘤,好发于青春期和生育期妇女,单侧多见,中等大小,表面光滑或分叶状。无性细胞瘤对放疗特别敏感,5 年生存率约 90％。

2.内胚窦瘤

内胚窦瘤较少见,恶性程度高,多见于儿童及青少年。多为单侧,圆形或卵圆形。肿瘤产生甲胎蛋白(AFP),血液中 AFP 升高可协助诊断。此肿瘤生长快,转移早,治疗效果差。

3.胚胎癌

胚胎癌源于原始生殖细胞的未分化癌,恶性度高,预后不良。

4.多胚瘤

多胚瘤是生殖细胞肿瘤中罕见的肿瘤。恶性度高,很早就发生盆腔或腹腔内转移,治疗原则包括手术和化疗。

5.绒毛膜上皮癌

绒毛膜上皮癌高度恶性,可侵犯邻近器官组织,广泛向腹腔播散,并经淋巴及血道转移。治疗原则为手术辅以联合化疗。

6.畸胎瘤

(1)未成熟畸胎瘤:为恶性肿瘤,好发于青少年。肿瘤多为实性,复发及转移率较高,5年生存率20%左右。

(2)成熟畸胎瘤:属良性肿瘤,是最常见的卵巢肿瘤,占卵巢肿瘤的10%~20%,占畸胎瘤的95%以上。20~40岁发病最多,单侧多见,中等大小,圆形,表面光滑,腔内充满油脂和毛发,有时有牙齿和骨质。成熟畸胎瘤恶变率2%~4%,恶变者多为绝经后妇女。

(3)单胚性和高度特异性型:卵巢甲状腺囊肿,类癌。

7.混合型

(1)性腺母细胞瘤。

(2)非卵巢特异性软组织肿瘤(肉瘤、纤维肉瘤、淋巴肉瘤)。

(四)未分类肿瘤

该组肿瘤内上皮成分缺乏足够特征难以分类。例如,浆液及子宫内膜样肿瘤之中间型肿瘤,难以归入上述肿瘤之任何一种,腺纤维衬覆上皮形态难以确定。在实践工作中,偶然遇到类似情况时,则可归入未分类肿瘤。

(五)转移性肿瘤

体内任何部位的恶性肿瘤均可转移到卵巢,占卵巢肿瘤的5%~10%。

三、临床表现

(一)卵巢良性肿瘤

早期肿瘤较小,多无症状,常在查体时偶然发现。肿瘤生长缓慢,当肿瘤中等大小时,可感腹胀或腹部摸到肿物,边界清楚。如肿瘤生长到一定程度,可出现压迫症状,如尿频、便秘、气急、心悸等,下腹部隆起,肿物活动差。

（二）卵巢恶性肿瘤

早期无症状，常在查体时妇科检查或 B 超检查发现。一旦出现症状，常表现为腹胀、腹部肿物或腹水，肿瘤向周围扩散或压迫神经，引起腹痛、腰痛或下肢疼痛，压迫盆腔静脉引起下肢水肿，如为功能性肿瘤，会引起相应的女性化或男性化表现，晚期消瘦、贫血等。

（三）并发症

1.蒂扭转

蒂扭转是常见妇科急症之一，其典型症状是突发一侧下腹剧痛，伴恶心、呕吐甚至休克。妇科检查触及肿物张力较大，有压痛，以瘤蒂部位最明显。扭转有时可自行复位，疼痛缓解。蒂扭转一经确诊，应立即手术。

2.破裂

破裂可自发破裂或由外伤引起，外伤主要指腹部重击、分娩、性交、妇科检查等。自发破裂常与肿瘤生长迅速有关，多数为肿瘤浸润穿破囊壁。患者可出现剧烈腹痛、恶心、呕吐，若有内出血可引起休克。如怀疑有肿瘤破裂，应立即手术。

3.感染

感染较少见，表现为发热、腹痛。腹部肿块和压痛，腹肌紧张及血液白细胞升高。应先抗生素治疗，然后手术切除肿瘤。

4.恶变

若发现肿瘤生长迅速、双侧性，应考虑肿瘤恶变，应尽早手术。

四、诊断

根据病史、症状、年龄及妇科检查触及下腹肿物可做出初步诊断，再辅以下述检查进一步确定肿瘤的性质，最后确诊有待于术后病理学检查或术前穿刺活检。

（一）B 超检查或 CT 检查

确定肿瘤的部位、大小、形状及性质，囊性或实性，推断肿瘤良性或恶性，是否有腹水，区别肿瘤性腹水和结核性包裹性积液。确定周围器官受侵情况。CT还能清楚显示肝、肺结节及腹膜后淋巴结转移情况，诊断符合率很高，是最常用的辅助检查。

（二）细针穿刺活检

细针穿刺活检主要用于鉴别良、恶性肿瘤。

(三)腹腔镜检查

腹腔镜检查可直接看到肿瘤,在可疑部位进行多点活检,并可抽取腹腔液进行细胞学检查,用于确定诊断。

(四)X 线检查

卵巢畸胎瘤可显示牙齿和骨质。

(五)肿瘤标志物检查

血清 CA125、CEA、CA19-9、TAA、OVX1 等肿瘤标志物可有不同程度的升高。

卵巢肿瘤的区别见表 5-1。

表 5-1　卵巢良、恶性肿瘤的区别

鉴别内容	良性肿瘤	恶性肿瘤
病史	病史长,逐渐长大	病史短,生长迅速
体征	单侧多,活动,囊性,表面光滑,一般无腹水	双侧多,多固定,实性或囊实相间,表面结节状不平,常伴腹水
一般情况	良好	逐渐出现恶病质
B超检查	为液性暗区,边界清楚	液性暗区内有杂乱光团、光点,边界不清

五、鉴别诊断

(一)子宫内膜异位症

子宫内膜异位症形成的粘连性肿块及直肠子宫陷凹结节与卵巢恶性肿瘤很难鉴别。前者常有进行性痛经、月经过多、经前不规则阴道出血等。试用孕激素治疗可辅助鉴别,B超检查、腹腔镜检查是有效的辅助诊断方法,有时需剖腹探查才能确诊。

(二)盆腔结缔组织炎

有流产或产褥感染病史,表现为发热,下腹疼,妇科检查附件区组织增厚、压痛、片状、块状物达盆壁。用抗生素治疗症状缓解,块状物缩小。若治疗后症状、体征无改善,块状物反而增大,应考虑卵巢恶性肿瘤。B超检查有助于鉴别。

(三)结核性腹膜炎

结核性腹膜炎常合并腹水,盆、腹腔内粘连性块状物形成,多发生于年轻、不孕妇女。多有肺结核史,全身症状有消瘦、乏力、低热、盗汗、食欲缺乏、月经稀少或闭经。妇科检查肿块位置较高,形状不规则,界限不清,固定不动。叩诊时鼓音和浊音分界不清。B超、X线胃肠检查多可协助诊断,必要时行剖腹探查确诊。

(四)生殖道以外的肿瘤

生殖道以外的肿瘤需与腹膜后肿瘤、直肠癌、乙状结肠癌等鉴别。

(五)转移性卵巢肿瘤

转移性卵巢肿瘤与卵巢恶性肿瘤不易鉴别。若在附件区扪及双侧性、中等大、肾形、活动的实性肿块,应疑为转移性卵巢肿瘤。若患者有消化道症状,有消化道癌、乳腺癌病史,诊断基本可成立。但多数病例无原发性肿瘤病史。

卵巢恶性肿瘤的转移特点:外表完整的肿瘤在腹膜、大网膜、腹膜后淋巴结、横膈等部位已有转移灶,其转移主要通过直接蔓延及腹腔种植。瘤细胞可直接侵犯包膜,浸润邻近器官,并广泛种植于腹膜及大网膜表面。淋巴道也是重要的转移途径。

六、临床分期(FIGO 分期)

(1)Ⅰ期:肿瘤局限于卵巢。

Ⅰa:肿瘤限于一侧卵巢,表面无肿瘤,包膜完整,无腹水。

Ⅰb:肿瘤限于两侧卵巢,表面无肿瘤,包膜完整,无腹水。

Ⅰc:Ⅰa 或Ⅰb 肿瘤,但一侧或双侧卵巢表面有肿瘤;或包膜破裂;或腹水含恶性细胞;或腹水冲洗液阳性。

(2)Ⅱ期:一侧或双侧卵巢肿瘤,伴盆腔内扩散。

Ⅱa:蔓延和/或转移到子宫和/或输卵管。

Ⅱb:蔓延到其他盆腔组织。

Ⅱc:Ⅱa 或Ⅱb 肿瘤,但一侧或双侧卵巢表面有肿瘤;或包膜破裂;或腹水含恶性细胞;或腹水冲洗液阳性。

(3)Ⅲ期:一侧或双侧卵巢肿瘤,盆腔外有腹膜种植和/或后腹膜或腹股沟淋巴结阳性,肝表面转移定为Ⅲ期。

Ⅲa:肉眼见肿瘤限于真骨盆,淋巴结阴性,但组织学证实腹膜表面有显微镜下种植。

Ⅲb:一侧或双侧卵巢肿瘤,有组织学腹膜表面种植,其直径<2 cm,淋巴结阴性。

Ⅲc:腹腔表面种植直径>2 cm,和/或后腹膜或腹股沟淋巴结阳性。

(4)Ⅳ期:一侧或双侧卵巢肿瘤有远处转移,腹水有癌细胞,肝实质转移。

七、治疗

卵巢恶性肿瘤的早期治疗非常重要,因此提高警惕,定期普查,以求早期发现,早期治疗。妇女如发现卵巢增大,应考虑卵巢肿瘤,盆腔肿块诊断不明或治疗无效者,应及早手术探查。

(一)良性肿瘤

一经确诊,即应手术切除。根据患者年龄、有无生育要求及肿瘤是否双侧确定手术范围,年轻、单侧良性肿瘤者应行患侧卵巢切除术,绝经期前后妇女应行全子宫加双侧附件切除术。

(二)交界性肿瘤

根据肿瘤分期,采用不同的治疗。

1.早期(包括Ⅰ期和Ⅱ期)

早期行全子宫及双附件切除术。年轻、希望保留卵巢功能及生育功能的Ⅰ期患者可考虑行患侧附件切除或卵巢肿瘤剥除术,术后不必加用化疗或放疗。

2.晚期(包括Ⅲ期和Ⅳ期)

治疗方法同晚期卵巢癌。

(三)恶性肿瘤

治疗原则是手术为主,辅以放疗、化疗等综合治疗。

1.化疗

化疗主要辅助治疗,卵巢肿瘤对化疗较敏感,即使广泛转移也可取得一定的疗效。化疗药物种类较多,主要有氮芥、环磷酰胺、5-FU、顺铂、多柔比星等,可2～3种药物联合应用。给药途径可静脉全身给药,同时行腹腔灌注给药。

(1)卵巢癌的一线治疗:目前国内仍以顺铂+环磷酰胺(PC)和顺铂+多柔比星+环磷酰胺(PAC)为主要的一线方案。但在国外,则以紫杉醇+顺铂,紫杉醇+卡铂或紫杉醇每周疗法为主要的一线方案。在制订二线化疗方案时,常把耐药性,顽固性和难治性卵巢癌考虑为一组,而对铂类药物敏感的复发癌常被分开考虑。

(2)用于卵巢癌二线化疗的药物有托泊替康、异环磷酰胺、紫杉醇、多西紫杉醇、依托泊苷、六甲嘧胺、吉西他滨和多柔比星脂质体等。理论上说,腹腔化疗是卵巢癌最为理想的化疗途径,大多数方案都是以顺铂、多柔比星、阿糖胞苷和5-FU为基础的联合用药,有效率 $40\% \sim 70\%$。

2.放疗

(1)卵巢上皮性癌:放疗主要用于术前、术后的辅助治疗及晚期、复发患者的姑息治疗。

放疗的部位常有盆腔、全腹、腹主动脉旁、局限性复发和转移灶。

1)盆腔照射:在过去几十年中,盆腔照射是卵巢癌术后治疗的主要方法。目前多与腹部照射和/或化疗综合应用。盆腔照射范围包括下腹和盆腔,上界第四至五腰椎,下界盆底,前后对称垂直照射,肿瘤剂量40～50 Gy,6～8周完成。

2)卵巢癌无论病期早晚,术后都主张采用全腹加盆腔照射。全腹照射上始于膈上 1 cm,下至盆腔闭孔下缘,包括腹膜在内的盆腹腔。曾一度应用的腹部移动条形野技术,后经临床随机分组研究比较,全腹开放大野比移动条形野有较低的并发症,且肿瘤的控制率相同,因此目前全腹部照射已被开放大野代替。照射剂量:一般全腹照射的肿瘤剂量为 22～28 Gy/(6～8 周),前后垂直照射。为减少肾损伤,从后方挡肾,剂量限于 15～18 Gy。盆腔野照射剂量增至 45～50 Gy。

3)其他方法:腹腔内灌注放射性核素胶体金-198(^{198}Au)或胶体磷-32(^{32}P);高剂量单次分割照射治疗晚期卵巢癌,盆腔照射肿瘤量 10 Gy,1 天完成,每月1 次,一般 1～2 次;膈及腹主动脉旁是卵巢癌常见转移部位,应增加腹主动脉旁和膈下区照射野;高分割全腹照射技术,采用全腹大野前后垂直照射,每天上下午各照射 1 次,每次肿瘤剂量 80 cGy,总量 30 Gy/3 周,并加盆腔照射,其近期及远期的放疗反应较小,优于一般全腹照射方法。

(2)卵巢无性细胞瘤和颗粒细胞瘤:两者对放射线较敏感,在术后辅于放疗,可取得满意疗效。放疗主要是^{60}Co 或直线加速器,行盆腔及全腹照射,同时对肝、肾区进行保护。近年来,大量的临床研究表明单纯的无性细胞瘤对顺铂为基础的联合化疗高度敏感,在晚期及复发性患者中,亦取得了高的治愈率。但放疗是一种局部治疗,对病变广泛的晚期及复发患者疗效不佳。且全盆放疗使患者永久性丧失生育功能并有 5%～10% 的肠道并发症。因此,目前无性细胞瘤术后首选化疗。但对化疗耐药者,可通过手术和放疗治愈。

第四节　输卵管肿瘤

输卵管恶性肿瘤远较良性肿瘤多见,其中以输卵管癌最常见,其他如绒毛膜癌,恶性中胚叶混合瘤,肉瘤等都极其罕见。输卵管恶性肿瘤分为原发性和继发性,后者远多于前者,约占 90%。继发性输卵管恶性肿瘤多由其他女性生殖道恶性肿瘤,如卵巢癌、子宫内膜癌,偶尔也可由子宫颈癌转移而来,而非生殖系统肿瘤转移到输卵管的极少见,如胃肠道或乳腺癌等仅偶见报道。本节将主要介绍原发于输卵管的恶性肿瘤。

一、原发性输卵管癌

原发性输卵管癌(primary fallopian tube carcinoma,PFTC)十分少见,约占全部妇科癌症0.3%～1.9%。其发生率排列于子宫颈癌、宫体癌、卵巢癌、外阴癌和阴道癌之后,而列居末位。然而如卵巢恶性肿瘤一样,由于部位隐匿,恶性度高,危害甚为严重。

(一)病理

1.巨检

输卵管肿大,类似输卵管积水、积脓或输卵管囊肿,肿瘤大小可以从卵管稍有增粗至超过儿头大小,多数直径在 5～10 cm 左右。伞端闭锁,浆膜面光滑,常与周围组织粘连。肿瘤多发生于输卵管壶腹部。晚期可侵犯整个输卵管,肿瘤可穿出浆膜层或从伞端突出。切面管壁稍厚,腔内充满灰白色乳头状或颗粒状癌组织。常合并有继发感染和坏死,腔内容物混浊或呈脓样液体。病变多为单侧,双侧者占 1/3。

2.镜下检查

组织学形态主要为乳头状腺癌。分化好的以乳头为主。分化差的癌组织主要形成实性片块、巢、索,伴或不伴灶性腺管形成。分化中等的以乳头和腺样结构混合而成。多数输卵管癌为中分化或低分化癌。组织结构多类似于卵巢的乳头状浆液性腺癌,可找到砂粒体。此外,肿瘤的多种类型,如子宫内膜样癌、腺棘癌、腺鳞癌、鳞癌、透明细胞癌、移行细胞癌及黏液性乳头状癌等均有报道。癌细胞有明显异形性。核仁明显,核分裂活跃和癌性上皮细胞排列的极向紊乱,层次增多等。

(二)临床表现

1.发病年龄

在 18～88 岁之间均有患病,常见于 40～65 岁,平均 55 岁。

2.不育史

有不育史的占 33%～60%。

3.症状

(1)阴道排液:阴道流水是输卵管癌患者最常见的症状,排出的液体为淡黄色或血水样稀液,量多少不一,排液一般无气味,但个别有恶臭。液体可能由于输卵管上皮在癌组织的刺激下产生的渗液,由于输卵管伞端常常闭锁或被肿瘤阻塞而通过管腔自阴道流出。如肿瘤有坏死出血,则液体呈血性水样,文献报道有患者间歇性阴道大量排液后,痉挛性腹痛减轻,盆腔包块缩小,被称为外溢性卵管积水。这是输卵管癌最具特征的症状,但只有 5% 的患者有此表现。

(2)阴道出血:阴道不规则出血亦是常见症状之一,出血与排液可解释为同一来源,当肿瘤坏死侵破血管,血液可流入子宫经阴道排出。

(3)腹痛:表现为腹部疼痛,一般不重,常表现为一侧下腹间断性钝痛或绞痛,钝痛可能与肿瘤发展、分泌物聚积,使输卵管壁承受压力有关,绞痛可能是由于输卵管企图排出其内容而增加输卵管蠕动所致。如出现剧烈腹痛,则多系并发症引起。

(4)下腹或盆腔包块:仅有部分患者自己能在下腹部触及包块,而以腹块为主诉者更属少数。肿块可以为肿瘤本身,亦可并发输卵管积水或广泛盆腔脏器粘连形成。

(5)其他:由于病情发展,肿块长大,压迫附近器官或广泛转移的结果,可出现排尿不畅,部分肠梗阻的症状,以至恶病质,均为晚期的表现。

4.体征

(1)盆腔检查:由于输卵管癌多合并炎症粘连,盆腔检查时常与附件炎性肿物相似。肿物可为实性、囊性或囊实性,位于子宫一侧或后方,有的深陷于子宫直肠窝内,多数活动受限或固定不动。

(2)腹水:较少见。腹水发生率为 10% 左右。

(三)诊断与鉴别诊断

术前明确诊断十分困难,通常的术前诊断是卵巢癌或者盆腔炎性包块。

1.临床特征

三联征:阴道排液、腹痛和盆腔包块。同时存在的病例较少。

二联征:阴道排液和盆腔包块。诊断率提高。

2.辅助诊断

(1)阴道细胞学检查:由于输卵管与宫腔相通,从输卵管脱落的癌细胞理论上应比卵巢癌更容易经阴道排出,因此,涂片中找到癌细胞的机会也应较高。如临床具备输卵管癌二联征,阴道涂片阳性,而子宫颈和子宫内膜检查又排除癌症存在者,应考虑为输卵管癌的诊断。

(2)子宫内膜检查:对绝经后阴道出血或不规则阴道出血,阴道排液者,经 1

次全面的分段诊刮,详细探查宫腔,除外黏膜下肌瘤,如子宫颈及子宫内膜病理检查阴性,有助于输卵管癌的诊断。如病检发现癌,首先考虑子宫内膜癌,但不能除外输卵管癌宫腔转移。

(3)B超和CT扫描:有助于明确诊断和术前估计分期。

(4)血清CA125测定:有助于诊断,但无特异性。

(5)腹腔镜检查:为明确诊断。但对晚期病变播撒到盆腹腔器官及卵巢,并有粘连,腹腔镜检查不易与卵巢癌相鉴别。

3.鉴别诊断

(1)附件炎性肿物:原发性输卵管癌与输卵管积水或输卵管卵巢囊肿,均可表现为活动受限的附件囊肿,盆腔检查时很难区别,且两者均可有长期不育的病史。但是如果患者有阴道排液,则应多考虑为输卵管癌。有时两者在剖腹后仍难分辨。因此,当发现肿物壁厚或部分实性感时,应在标本取下后立即切开,如在输卵管腔内看到乳头状组织应送冰冻检查,以利于诊断。

(2)卵巢肿瘤:症状相似,不规则阴道出血,输卵管癌可有或无排液。盆腔检查:如为卵巢良性肿物,一般多活动,而输卵管癌所形成的肿块常较固定,表面结节感,而且在病变尚未穿出管壁之前,表面较光滑。此外,如患者有腹水征,则须多考虑为卵巢恶性肿瘤。当两者均进入晚期,伴有广泛的盆腹腔种植转移时,根据体检几乎无法鉴别。

(3)子宫内膜癌:症状易混淆。一般内膜癌没有子宫外的肿块,通过刮宫病理即可确诊。当病变进入晚期,输卵管癌可侵及宫腔内膜并扩散至附件而无法鉴别。

总之,原发性输卵管癌的诊断标准应非常严格,即在诊断原发性输卵管癌时,卵巢和子宫内膜外观大致正常;当卵巢和子宫也存在恶性病灶时应通过它们的大小和分布来判断是转移灶还是原发灶。由于输卵管癌中由卵巢和子宫癌直接扩散转移而来者占9/10,故当鉴别原发输卵管癌时应参考下列诊断标准:如果卵巢、输卵管均有肿瘤,输卵管肿瘤大;如果输卵管黏膜受累,应该表现为乳头型;如果输卵管壁完全受累,镜下应该可以见到输卵管上皮从良性到恶性的转化区;此外,卵巢和子宫应该正常或者有比输卵管少的病变。

(四)治疗

1.手术治疗

手术治疗是最主要的治疗方法,手术原则相同于卵巢癌的肿瘤细胞减灭术或者肿瘤大块切除术,包括全子宫、双附件、大网膜及阑尾切除术,对于盆腔内一切转移和种植的病变尽可能全部切除,使残存肿瘤<2 cm。由于原发输卵管癌可直接转移到腹主动脉旁淋巴结,亦可由圆韧带转移到腹股沟淋巴结。因此,手术应同时行腹膜后淋巴结切除,以达到正确的临床分期和术后辅助治疗的指导。

2.化疗

化学治疗多作为术后辅助治疗。输卵管癌和卵巢癌的形态学和生物学特征十分相似,病变发展也在腹腔内扩散及通过腹膜后淋巴结转移。大多数学者应用的化疗药物与卵巢上皮性癌基本相同。化疗方案首选紫杉醇联合卡铂作为一线化疗药物。也可以选择顺铂为主的多药剂联合化疗方案。对铂类耐药的患者,近年已有人报道应用紫杉醇治疗有效,也可作为原发输卵管癌的一线化疗药物。

3.放射治疗

主要用于术后的辅助治疗。近年来由于顺铂联合化疗的明显疗效,较少应用放疗。肠道并发症较为多见。至于腹腔内灌注放射性同位素,理论上应对分布较广,体积较小的盆腹腔残存瘤或腹腔冲洗液细胞学阳性的患者可起到抑制效果。但对于腹腔内明显粘连时,同位素的应用可产生肠损伤,限制了它的使用。

4.激素治疗

输卵管上皮在胚胎学和组织发生学上与子宫内膜相似,对卵巢的雌、孕激素有周期性的反应。由于此肿瘤有时孕激素受体滴度是高的,有文献报道用长效孕激素治疗,但目前尚难评估孕激素的治疗作用。

(五)预后

1.症状存在的时间

症状出现距就诊时间越长,预后越差。

2.临床分期

输卵管癌扩散的范围或临床分期是最重要的因素。肿瘤扩散越广,疗效必然越差。淋巴结转移阳性,预后较差。

3.双侧输卵管病变

两侧输卵管均有病变时,预后很差。

4.初次手术后残存癌灶与生存率之间的关系

与卵巢癌相似,是重要的预后因素。

5.病理分级

病理分级和预后有密切关系,但对预后的意义远不如临床分期重要。

6.其他

输卵管癌组织微血管计数、cerbB-2 和 P53 表达、DNA 倍体分析对预后的意义均在研究之中。

二、绒毛膜癌

原发性输卵管绒毛膜癌罕见,多由输卵管妊娠的滋养层细胞演变而来,更罕见于异位的胚性残余或具有形成恶性畸胎瘤潜能的未分化胚细胞。

(一)病理

1.巨检

输卵管表面呈暗红色或紫红色。肿瘤小者为一稍大的输卵管,大者为输卵管与周围组织粘合成不规则的肿块,表面有暗红色结节。切面见充血、水肿、管腔扩张,腔内充满坏死组织及血块。

2.镜下检查

见朗格汉斯细胞及合体细胞增生,失去绒毛形态,肿瘤所在处有广泛出血和坏死。

(二)临床表现

1.发病年龄

多见于生育年龄妇女,平均发病年龄约为 30 岁左右。

2.症状

输卵管绒癌由于所在部位关系,能较早出现输卵管妊娠的症状。而来源于异位胚性残余者还可出现性早熟征,如生长过快,乳房增大,月经来潮等。

3.特征

子宫颈举痛明显,子宫大小正常或稍大,附件可触及不规则柔软之肿块,活动度差。

(三)诊断与鉴别诊断

血或尿 hCG 测定可发现 hCG 滴度增高,并有助于病情监测。肺部 X 线摄片:有助于确定转移病灶。CT 有助于诊断。

原发性输卵管绒毛膜癌应与子宫内膜癌,附件炎性肿块,卵巢肿瘤和异位妊娠相鉴别。

(四)治疗

可参照子宫恶性滋养细胞肿瘤的治疗原则。但不同的是由于本病术前诊断困难,故为明确诊断,多先经手术病理确诊,然后予以化疗或放疗。手术范围以明确诊断和去除病灶为目的,不必过大,因本病对化疗十分敏感。

参 考 文 献

［1］杨忠光.肿瘤综合治疗学［M］.西安：陕西科学技术出版社,2021.

［2］程蔚蔚,王丽华.子宫肌瘤［M］.北京：中国医药科技出版社,2021.

［3］李雁.腹膜肿瘤学理论与实践［M］.北京：科学技术文献出版社,2021.

［4］叶磊光.肺癌综合诊治理论与实践［M］.北京：中国纺织出版社,2021.

［5］张晓彪,鲁晓杰,李维平.松果体区肿瘤内镜微创手术学［M］.上海：复旦大学
出版社,2021.

［6］小军.常见肿瘤诊疗方案中西医结合［M］.兰州：甘肃科学技术出版社,2021.

［7］王晖.现代肿瘤放射治疗临床实践指导［M］.长沙：湖南科学技术出版
社,2021.

［8］张龙,于洪娜.临床常见肿瘤诊断思维与治疗技巧［M］.北京：中国纺织出版
社,2021.

［9］朱德东,韦勇宁.肝脏肿瘤微创治疗［M］.北京：科学技术文献出版社,2021.

［10］刘凤强.临床肿瘤疾病诊治与放化疗［M］.哈尔滨：黑龙江科学技术出版
社,2021.

［11］赫文,王晓蕾,王璟璐.肿瘤超声诊断与综合诊疗精要［M］.北京：中国纺织
出版社,2021.

［12］邹韶红,任涛.肿瘤患者心身疾病诊治指南［M］.西安：陕西科学技术出版
社,2021.07.

［13］王斌.实体肿瘤 CAR-T 细胞治疗免疫学基础与临床治疗研究［M］.上海：复
旦大学出版社,2021.

［14］樊代明,徐惠绵.妇科肿瘤［M］.天津：天津科学技术出版社,2022.

［15］孔琳.肿瘤适形及调强放射治疗靶区勾画与射野设置［M］.长沙：中南大学

出版社,2021.

[16] 凌昌全,李柏.肿瘤康复指南[M].北京:人民卫生出版社,2021.

[17] 石汉平,李薇,李苏宜.肿瘤营养诊疗规程[M].北京:人民卫生出版社,2021.

[18] 刘媛媛.肿瘤诊断治疗学[M].北京:中国纺织出版社,2021.

[19] 刘林林,崔久嵬,程颖.肿瘤生物治疗学[M].北京:人民卫生出版社,2021.

[20] 石汉平,饶本强,李旺林,等.肿瘤微生态学[M].北京:科学出版社,2021.

[21] 王博.常见肿瘤诊断与治疗要点[M].北京:中国纺织出版社,2021.

[22] 夏廷毅,张玉蛟,王绿化,等.肿瘤放射外科治疗学[M].北京:人民卫生出版社,2022.

[23] 路潜.肿瘤患者静脉血栓防治[M].北京:北京大学医学出版社,2021.

[24] 何兴祥.早期消化道肿瘤学[M].北京:清华大学出版社,2021.

[25] 李国文.肿瘤放疗那些事儿[M].沈阳:辽宁科学技术出版社,2021.

[26] 程青芳.靶向抗肿瘤药物[M].南京:南京大学出版社,2021.

[27] 赵平,吴静.肿瘤致病因[M].北京:科学出版社,2021.

[28] 张丹丹.常见肿瘤疾病诊断与治疗[M].北京:中国纺织出版社,2022.

[29] 许林,张勤.疑难胸部肿瘤手术学[M].南京:江苏科学技术出版社,2021.

[30] 范述方.肿瘤临床治疗拾奇[M].北京:中国中医药出版社,2022.

[31] 刘方.肿瘤综合诊断与治疗要点[M].北京:科学技术文献出版社,2021.

[32] 周保国.胃肠肿瘤诊断与治疗技术研究[M].北京:中国协和医科大学出版社,2021.

[33] 位玲霞,张磊,刘淑伟,等.肿瘤疾病诊疗护理与防控[M].成都:四川科学技术出版社,2021.

[34] 朱志强,郑湘予,赵雅缇,等.胰腺癌根治术联合门静脉切除术治疗门静脉受累的胰腺癌患者的疗效分析[J].中外医疗,2021,40(1):60-62.

[35] 李浩,聂荣成,张诠.甲状腺癌靶向治疗进展[J].分子诊断与治疗杂志,2021,13(3):504-508.

[36] 朱健,杨海华,王鑫.食管癌放疗联合免疫治疗研究进展[J].中国乡村医药,2021,28(3):78-80.

[37] 夏军权.胃癌筛查指标:幽门螺杆菌和胃蛋白酶[J].江苏卫生保健,2021(6):29.

[38] 王婷婷,宋丹,丁永慧.胰岛素抵抗与子宫内膜癌及子宫内膜不典型增生的相关性研究[J].宁夏医学杂志,2021,43(7):588-590.